Katrin Balzer, Rahel Eckardt-Felmberg und Antje Tannen

Chronische Wunden im Alter

Praxiswissen Gerontologie und Geriatrie kompakt

Herausgeber der Reihe:
Adelheid Kuhlmey und Wolfgang von Renteln-Kruse

Band 9

Katrin Balzer, Rahel Eckardt-Felmberg
und Antje Tannen

Chronische Wunden im Alter

—

DE GRUYTER

Prof. Dr. Katrin Balzer
Institut für Sozialmedizin und Epidemiologie
Universität zu Lübeck
Ratzeburger Allee 160, 23562 Lübeck
E-Mail: katrin.balzer@uksh.de

PD Dr. Antje Tannen MPH
Institut für Gesundheits- und Pflegewissenschaft
Charité Universitätsmedizin Berlin
Augustenburger Platz 1, 13353 Berlin
E-Mail: antje.tannen@charite.de

Dr. Rahel Eckardt-Felmberg
Klinik für Geriatrie
St. Joseph Krankenhaus
Wüsthoffstraße 15, 12101 Berlin
E-Mail: rahel.eckardt-felmberg@sjk.de

ISBN 978-3-11-050123-0
e-ISBN (PDF) 978-3-11-050180-3
e-ISBN (EPUB) 978-3-11-049849-3

Library of Congress Control Number: 2018939998

Bibliografische Information der Deutschen Nationalbibliothek
Die Deutsche Nationalbibliothek verzeichnet diese Publikation in
der Deutschen Nationalbibliografie; detaillierte bibliografische Daten sind im Internet
über http://dnb.d-nb.de abrufbar.

© 2018 Walter de Gruyter GmbH, Berlin/Boston
Einbandabbildung: miriam-doerr/iStock/Thinkstock
Satz: Meta Systems Publishing & Printservices GmbH, Wustermark
Druck und Bindung: CPI books GmbH, Leck

www.degruyter.com

Autorenverzeichnis

Prof. Dr. Katrin Balzer
Institut für Sozialmedizin und Epidemiologie
Universität zu Lübeck
Ratzeburger Allee 160
23562 Lübeck
E-Mail: katrin.balzer@uksh.de

Dr. Rahel Eckardt-Felmberg
Klinik für Geriatrie
St. Joseph Krankenhaus
Wüsthoffstraße 15
12101 Berlin
E-Mail: rahel.eckardt-felmberg@sjk.de

Max Schulz M.Sc. HPE
Gesundheitsakademie der Charité
Ausbildungsbereich Gesundheits-
und Krankenpflege
Charité Universitätsmedizin Berlin
Augustenburger Platz 1
13353 Berlin
E-Mail: maxe1985.ms@googlemail.com

PD Dr. Antje Tannen MPH
Institut für Gesundheits- und Pflegewissenschaft
Charité Universitätsmedizin Berlin
Augustenburger Platz 1
13353 Berlin
E-Mail: antje.tannen@charite.de

Dr. Nadja El-Zidy
Medizinische Klinik II
St. Joseph Krankenhaus
Wüsthoffstraße 15
12101 Berlin
E-Mail: nadja.el-zidy@sjk.de

https://doi.org/10.1515/ 9783110501803-202

Vorwort der Reihenherausgeber

Das Wissen über das Alter, das Altern und die damit einhergehenden Veränderungen, z. B. des Körpers, der Funktionsweisen seiner Organsysteme und der geistigen, seelischen und sozialen Fähigkeiten alt gewordener Menschen nimmt erfreulicherweise permanent zu.[1] Hier den Überblick zu behalten, ist aufgrund der wachsenden Zahl beteiligter Wissenschaften nicht einfach. Zudem vergeht i. d. R. erhebliche Zeit, bis Wissen mit Anwendungsbezug verfügbar ist und tatsächlich im Alltag seinen Niederschlag findet. Dies gilt auch für Inhalte mit Bezug zur Versorgungspraxis.

Da zweifelsohne das gleichzeitige Auftreten verschiedener Krankheiten (z. B. Herz-Kreislauf-Erkrankungen, Erkrankungen des Bewegungsapparates, Stoffwechselerkrankungen, bösartige Neubildungen, Verletzungen bzw. Frakturen sowie auch psychische Erkrankungen) bei alt gewordenen Menschen spezifische Anforderungen an professionelle medizinisch-pflegerische sowie therapeutische Versorgung stellt, werden zunehmend immer häufiger Kenntnisse aus unterschiedlichen Fachdisziplinen vorausgesetzt, und die Versorgung der Betroffenen erfordert eine enge interprofessionelle wie interdisziplinäre Zusammenarbeit.

Unter anderem aus diesem Grund werden in der Buchreihe **„Praxiswissen Gerontologie und Geriatrie kompakt"** Themen und aktuelle Wissensbestände dargelegt, die für die alltägliche Praxis professioneller Arbeit für und mit alten Menschen hohe Bedeutung haben. Die Reihe richtet sich an alle Berufsgruppen, die in gesundheitsrelevanten Versorgungsbereichen mit älteren und alten Menschen tätig sind. Der vorliegende Band kann aber auch Betroffenen Hilfestellung im Umgang mit chronischen Wunden geben.

In Deutschland sind ca. 1% aller Menschen von chronischen Wunden betroffen, wobei mit steigendem Alter – insbesondere ab dem 70. Lebensjahr – Prävalenz sowie Inzidenz stark ansteigen.[2] Chronische Wunden können die Lebensqualität erheblich beeinträchtigen, beispielsweise durch Schmerzen, Wundgeruch, Einschränkungen der Mobilität oder auch soziale Folgen, d. h. Schamgefühle oder sozialen Rückzug. Zudem können chronische Wunden in der Folge zu Pflegebedürftigkeit führen oder eine bestehende Pflegebedürftigkeit erhöhen.[3,4]

In dieser Buchreihe werden Ergebnisse aus Versorgungs- und Public-Health-Forschung, aus klinischer und Grundlagenforschung für die praktische Umsetzung

---

1 Gruss P. Herausgeber. Die Zukunft des Alterns. Die Antwort der Wissenschaft – Ein Report der Max-Planck-Gesellschaft. München: C.H. Beck 2007.

2 Heyer K, Herberger K, Protz K, Glaeske G, Augustin M. Epidemiology of chronic wounds in Germany: Analysis of statutory health insurance data. Wound Repair Regen. 2016;24:434–42.

3 Engelhardt M, Elias K, Augustin M, Debus ES. Erfassung der Lebensqualität bei chronischen Wunden und Gefäßerkrankungen. Gefäßchirurgie. 2015;20:10–7.

4 Gonzalez-Consuegra RV, Verdu J. Quality of life in people with venous leg ulcers: an integrative review. J Adv Nurs. 2011;67:926–44.

https://doi.org/10.1515/9783110501803-203

von ausgewiesenen Fachvertretern aufbereitet. Bereits erschienen sind Bände zu folgenden Themen: „Arzneimittel im Alter", „Schmerz im Alter", „Ernährung im Alter", „Pflegebedürftigkeit im Alter", „Demenzielle Erkrankungen im Alter", „Mobilität und Verkehrssicherheit" sowie „Zahn- und Mundgesundheit im Alter". Der vorliegende Band zum Thema „Chronische Wunden im Alter" vermittelt Informationen zur Pathogenese chronischer Wunden im Alter sowie zur Wundbeurteilung und zeigt moderne Methoden zur Wundbehandlung bei älteren Menschen auf. Die Perspektive der Betroffenen sowie Maßnahmen zur Förderung des Selbstmanagements werden ebenfalls besprochen. Ideen zur sektorenübergreifenden Zusammenarbeit und Fallbeispiele runden das Profil dieses Bandes ab. Der vorliegende Band bietet den Lesern somit einen aktuellen Überblick zum Thema Versorgung chronischer Wunden im Alter.

Als Herausgeber bedanken wir uns bei den Autoren des Buches, dass sie sich dieser disziplinenübergreifenden Aufgabe stellten. Dem Verlag Walter De Gruyter sind wir weiterhin sehr dankbar, dass er unsere Ideen zu dieser interdisziplinären Reihe aufgriff und umsetzt.

Adelheid Kuhlmey und Wolfgang von Renteln-Kruse

Inhalt

Katrin Balzer

Rahel Eckardt-Felmberg und Nadja El-Zidy

Katrin Balzer

1 Einführung

Wie andere Organe auch, verändern sich die Struktur und die Funktionsfähigkeit der Haut mit dem Alter. Die Haut wird – im wahrsten Sinne des Wortes – dünner und verliert an ihrer Barriere- und Schutzfunktion. Reparatur- und Regenerationsprozesse verlangsamen sich, während beispielsweise die Elastizität, Nährstoffversorgung, Tastsensibilität und Drüsenaktivität zurückgehen [1]. In der Summe führen die physiologischen Alterungsprozesse zu einer erhöhten Anfälligkeit für Erkrankungen oder Störungen wie beispielsweise Pilzinfektionen, Hauttrockenheit (Xerosis cutis), gutartige Hauttumoren (z. B. seborrhoische Warzen), Dekubitus oder inkontinenzassoziierte Dermatitis [2]. Begünstigt wird die Anfälligkeit der Haut im Alter zudem durch häufig auftretende Erkrankungen wie etwa arterielle und/oder venöse Durchblutungsstörungen, Diabetes mellitus Typ II, Inkontinenz oder eingeschränkte Mobilität. Diese meist chronischen Erkrankungen oder Zustände führen dazu, dass die Haut zusätzlich mechanischen (Druck) oder chemischen (Feuchtigkeit) Belastungen ausgesetzt ist und/oder die Gewebetoleranz gegenüber diesen Einwirkungen geschwächt wird. Darüber hinaus können zahlreiche, gerade bei älteren Menschen häufig verordnete Medikamente die Schutz- und Barrierefunktion schwächen, wie z. B. Antikoagulanzien oder nichtsteroidale Antiphlogistika [3].

Eine Folge der altersassoziierten Hautveränderungen und Gefährdungen der Hautgesundheit ist auch ein erhöhtes Risiko für chronische Wunden. Als chronische Wunden werden alle Schäden der Haut und einer oder mehrerer der darunterliegenden Strukturen bezeichnet, die nicht innerhalb von acht Wochen abheilen [4]. Durch Störungen in den physiologischen Wundheilungsprozessen und gegebenenfalls zusätzliche Infektionen des Wundgebiets verzögert sich die Abheilung der Wunden. Rund 1 % aller Menschen in Deutschland leiden an chronischen Wunden, bei stark ansteigender Prävalenz und Inzidenz nach dem 70. Lebensjahr [5,6]. Die dominierenden Wunden im Alter sind Ulzera am Unterschenkel aufgrund von Störungen des venösen Rückstroms (Ulcus cruris venosum), der arteriellen Durchblutung (Ulcus cruris arteriosum) oder einer Kombination beider Ursachen (Ulcus cruris mixtum), Wunden am Fuß im Rahmen eines diabetischen Fußsyndroms sowie Druckgeschwüre (Dekubitus), d. h. Haut- und/oder Gewebeschädigungen infolge verlängerter oder zu starker Druckeinwirkung. Der größte Teil dieser Wunden entfällt auf das Ulcus cruris [5,6].

Können die Wundheilungsstörungen nicht effektiv behandelt werden, droht eine weitere Ausdehnung der Schädigungen in die Breite und die Tiefe sowie eine Ausbreitung der Infektionen und Entzündungsreaktionen im gesamten Körper bis hin zu einer Sepsis. Darüber hinaus können chronische Wunden die Lebensqualität der Betroffenen erheblich beeinträchtigen, etwa durch Schmerzen, Sekretbildung

https://doi.org/10.1515/9783110501803-001

oder Wundgeruch, durch Einschränkungen der Mobilität und der Aktivitäten des täglichen Lebens, durch therapiebedingte Belastungen und psychische und soziale Folgen wie Schamgefühle oder sozialen Rückzug [7–10]. Sie bedeuten für die Betroffenen eine zusätzliche Komplikation ihrer Grunderkrankung und in der Regel eine weitere Erkrankung neben einer Reihe bereits bestehender Erkrankungen und Gesundheitsstörungen. Sie können zur Entstehung von Pflegebedürftigkeit beitragen oder eine bereits bestehende Pflegebedürftigkeit verstärken [6].

Den Teufelskreis aus zunehmender Morbidität, Verlust von Selbstmanagementfähigkeiten und somit wachsender Pflegebedürftigkeit zu durchbrechen oder zumindest zu verzögern, ist ein zentrales Ziel der geriatrischen Behandlung, Rehabilitation und Pflege. Die Vermeidung und Reduktion altersassoziierter Hautprobleme und chronischer Wunden stellen hierbei einen wichtigen Handlungsbereich dar. In den vergangenen Jahren haben diese Themen in der klinischen Forschung eine steigende Aufmerksamkeit erfahren. Zunehmend liegen evidenzbasierte Handlungsempfehlungen für die Hautpflege bei älteren Patientinnen und Patienten [11] sowie für die Behandlung und Pflege von Menschen mit chronischen Wunden [4,12–14] vor.

Die erfolgreiche Versorgung von Menschen mit chronischen Wunden beruht demnach auf drei Säulen: der konsequenten Behandlung der zugrundeliegenden Erkrankung oder Gesundheitsstörung, der wundstatusgerechten Lokaltherapie und der wirkungsvollen Unterstützung des Selbstmanagements der Betroffenen. In der geriatrischen Versorgung stellen sich hierbei mehrere spezifische klinische Herausforderungen: In der Regel leiden die Betroffenen an mehreren, bereits fortgeschrittenen Erkrankungen, unter Umständen auch an mehreren chronischen Wunden. Anlass der Behandlung ist meist die Exazerbation einer oder mehrerer dieser Erkrankungen oder das Auftreten einer akuten Erkrankung oder Verletzung. Und zum klinischen Bild zählen neben den chronischen Wunden meist weitere Symptomkomplexe und funktionelle Beeinträchtigungen, die sich, wie z. B. Harn- oder Stuhlinkontinenz, ungünstig auf die Wundheilung auswirken oder, wie z. B. kognitive Beeinträchtigungen, die Selbstmanagementfähigkeiten limitieren können. Die an sich bereits komplexe Behandlung der Wunde ist somit integraler Bestandteil eines noch komplexeren geriatrischen Behandlungs- und Pflegeprozesses.

Diese besonderen Ausgangsbedingungen erhöhen nicht nur die Anforderungen an die berufsgruppen- und gegebenenfalls sektorenübergreifende Versorgung, sondern auch an die Abwägung der Therapie- und Pflegeziele. Aus Sicht der Betroffenen kann Behandlungserfolg statt der kompletten Wundheilung auch (zunächst) die Reduktion belastender Wundsymptome oder ein rascher Rückgewinn von Mobilität und Unabhängigkeit in den Aktivitäten des täglichen Lebens bedeuten [15,16]. Leitmodell der Versorgung älterer Menschen mit chronischen Wunden sollten daher die Prinzipien der patientenzentrierten geriatrischen Pflege und Behandlung sein [17]. Erste empirisch untermauerte Kriterien für die Erhebung der Ziele und Präferenzen der Betroffenen und die Integration in die Versorgungsplanung liegen vor [15].

Patientenzentrierte geriatrische Versorgung heißt zugleich evidenzbasierte und interprofessionelle Versorgung [17]. Dies sind auch die Leitgedanken des vorliegenden Buches. Als eine Art Kompendium fasst es für alle an der geriatrischen Behandlung, Rehabilitation und Pflege beteiligten Berufsgruppen die aktuellen Wissensbestände zur Versorgung älterer Menschen mit chronischen Wunden zusammen. Im Aufbau folgt es dabei zunächst dem klinischen Prozess von der Pathogenese und Ätiologie über die Wundbeurteilung zur Therapie chronischer Wunden im Alter (Kapitel 2–4). In den anschließenden Kapiteln stehen sodann die Perspektive der Betroffenen (Kapitel 5), die Förderung deren Selbstmanagements und Selbstpflege (Kapitel 6) sowie die Anforderungen an die berufsgruppen- und sektorenübergreifende Zusammenarbeit (Kapitel 7) im Vordergrund. Das Schlusskapitel (Kapitel 8) integriert schließlich fallbezogen klinische Kerninhalte der geriatrischen Versorgung älterer Menschen mit chronischen Wunden und lädt die Leserinnen und Leser ein, eigenes Wissen zu rekapitulieren und anwendungsbezogen zu vertiefen. Wissend, dass sich die wissenschaftlichen Erkenntnisse zur Genese und Therapie chronischer Wunden kontinuierlich weiterentwickeln, soll und kann das vorliegende Buch aktuelle Leitlinien nicht ersetzen, aber die Auseinandersetzung damit und deren Anwendung in der Praxis unterstützen.

Literatur

[1] Jafferany M, Huynh TV, Silverman MA, Zaidi Z. Geriatric dermatoses: a clinical review of skin diseases in an aging population. Int J Dermatol. 2012;51:509–22.

[2] Hahnel E, Lichterfeld A, Blume-Peytavi U, Kottner J. The epidemiology of skin conditions in the aged: A systematic review. J Tissue Viability. 2017;26:20–8.

[3] Makrantonaki E, Wlaschek M, Scharffetter-Kochanek K. Pathogenese von Wundheilungsstörungen bei älteren Patienten. J Dtsch Dermatol Ges. 2017;15:255–78.

[4] Deutsche Gesellschaft für Wundheilung und Wundbehandlung e.V. Lokaltherapie chronischer Wunden bei Patienten mit den Risiken periphere arterielle Verschlusskrankheit, Diabetes mellitus, chronische venöse Insuffizienz. Version 1, AWMF-Register Nr. 091/001, Stand: 12. 06. 2012, http://www.awmf.org/mwg-internal/de5fs23hu73ds/progress?id=L0PZBGBpkb91SRdY-JCNza69mQIFdU6V1YDgbONyLbw, letzter Zugriff am 17. 07. 2017.

[5] Heyer K, Herberger K, Protz K, Glaeske G, Augustin M. Epidemiology of chronic wounds in Germany: Analysis of statutory health insurance data. Wound Repair Regen. 2016;24:434–42.

[6] Köster I, Schubert I. Epidemiologie und Versorgung von Patienten mit chronischen Wunden. Eine Analyse auf der Basis der Versichertenstichprobe AOK Hessen/KV Hessen. Abschlussbericht für MedInform – Informations- und Seminarservice Medizintechnologie. PMV forschungsgruppe, 2015, www.pmvforschungsgruppe.de, letzter Zugriff am 27. 07. 2017.

[7] Engelhardt M, Elias K, Augustin M, Debus ES. Erfassung der Lebensqualität bei chronischen Wunden und Gefäßerkrankungen. Gefäßchirurgie. 2015;20:10–7.

[8] González-Consuegra RV, Verdú J. Quality of life in people with venous leg ulcers: an integrative review. J Adv Nurs. 2011;67:926–44.

[9] Gorecki C, Brown JM, Nelson EA et al. Impact of pressure ulcers on quality of life in older patients: a systematic review. J Am Geriatr Soc. 2009;57:1175–83.

[10] van Acker K, Léger P, Hartemann A, Chawla A, Siddiqui MK. Burden of diabetic foot disorders, guidelines for management and disparities in implementation in Europe: a systematic literature review. Diabetes Metab Res Rev. 2014;30:635–45.

[11] Lichterfeld A, Hauss A, Surber C, Peters T, Blume-Peytavi U, Kottner J. Evidence-Based Skin Care: A Systematic Literature Review and the Development of a Basic Skin Care Algorithm. J Wound Ostomy Continence Nurs. 2015;42:501–24.

[12] Deutsches Netzwerk für Qualitätsentwicklung in der Pflege (Hrsg.). Expertenstandard „Pflege von Menschen mit chronischen Wunden – 1. Aktualisierung 2015". Schriftenreihe des Deutschen Netzwerks für Qualitätsentwicklung in der Pflege. Osnabrück, 2015.

[13] International Working Group on the Diabetic Foot. IWGDF Guidance on the Prevention and Management of Foot Problems in Diabetes and Proceedings of the 7th International Symposium on the Diabetic Foot, 20–23 May 2015, The Hague, The Netherlands. Diabetes/ Metabolism Research and Reviews. 2016;32(Suppl 1):1–325.

[14] Neumann M, Cornu-Thénard A, Jünger M et al. Evidence Based (S3) guidelines for diagnostics and treatment of venous leg ulcers. Eur Acad Dermatol Venereol 2016 Aug 25. doi: 10.1111/ jdv.1_13848.

[15] Augustin M, Blome C, Zschocke I et al. Benefit evaluation in the therapy of chronic wounds from the patients' perspective – development and validation of a new method. Wound Repair Regen. 2012;20:8–14.

[16] Cullum N, Buckley H, Dumville J et al. Wounds research for patient benefit: a 5-year programme of research. Southampton, UK, NIHR Journals Library, 2016.

[17] American Geriatrics Society Expert Panel on Person-Centered Care. Person-Centered Care: A Definition and Essential Elements. J Am Geriatr Soc. 2016;64:15–8.

Max Schulz und Antje Tannen

2 Pathogenese und Ätiologie chronischer Wunden im Alter

Wie alle Prozesse des menschlichen Körpers unterliegt auch dessen größtes Organ, die Haut, physiologischen Alterungsvorgängen. Diese können alle Hautschichten betreffen und deren Funktionen beeinträchtigen. So vermindert sich die Feuchtigkeit der Epidermis, die Proliferationsrate zur Zellerneuerung nimmt ab, die Epidermis und Dermis werden dünner und die Durchblutung verringert sich [1]. Diese Veränderungen führen zu einer erhöhten Anfälligkeit gegenüber mechanischen oder chemischen Einflüssen und pathogenen Keimen von außen sowie zu einer Störung der physiologischen Reparatur- und Regenerationsmechanismen, was wiederum die Entstehung von Hautdefekten, Wundinfektionen und verzögerter Wundheilung begünstigt.

Physiologisch erfolgt die Wundheilung in vier Phasen: Hämostase (Blutstillung und -gerinnung), Inflammation (Entzündung), Proliferation (Gewebeerneuerung) und Remodellierung (Gewebeumbau) (▶Abb. 2.1). Je nach Wundgröße und -tiefe dauert es bei unkompliziert heilenden Wunden circa zehn Tage, bis ein vorübergehender bindegewebiger Wundverschluss erreicht ist (Abschluss der Profilerationsphase). Im höheren Lebensalter können jedoch Veränderungen in der Struktur und der Funktion der Hautzellen (z. B. geringere Rate von Zellerneuerung, Zunahme zellulärer Stressreaktionen) [1,2,3], im inneren Milieu des Zwischenzellraums (z. B. durch verringerte Durchblutung und reduzierte transzelluläre Transportprozesse) [1,3] und in lokalen Entzündungsreaktionen (z. B. vermehrte oder verringerte Bildung bestimmter Wachstumsfaktoren und Zytokine) [2,4] zu Verzögerungen und Störungen in jeder Wundheilungsphase führen [2,4,5]. Ein führendes Merkmal chronischer Wunden im Alter ist allerdings ein Verharren in der Inflammationsphase, oft kombiniert mit Zeichen einer Wundinfektion (▶Kap. 3.4) [2]. Diese Infektionen sind überwiegend bakterieller (z. B. Staphylococcus aureus oder Pseudomonas) oder mykotischer Ursache (multiple Pilze) und können mit der Bildung eines Biofilms einhergehen, der die Wundheilung zusätzlich behindert [2] (▶Kap. 2.5)

Die Entstehung chronischer Wunden im Alter wird durch eine Reihe typischer altersassoziierter Erkrankungen und Gesundheitsstörungen oder auch durch deren medikamentöse Therapie begünstigt. Zu den häufigsten chronischen Wunden in diesem Lebensabschnitt zählen Ulcera am Unterschenkel und/oder Fuß infolge von Diabetes mellitus Typ II, venöser Insuffizienz oder peripherer arterieller Verschlusskrankheit (pAVK) sowie Dekubitus (Druckgeschwür) oder inkontinenzassoziierte Dermatitis (IAD) [2,6]. Letztere stellt eine feuchtigkeitsbedingte Hautläsion dar, die bei älteren Menschen mit Harn- und/oder Stuhlinkontinenz auftritt.

https://doi.org/10.1515/9783110501803-002

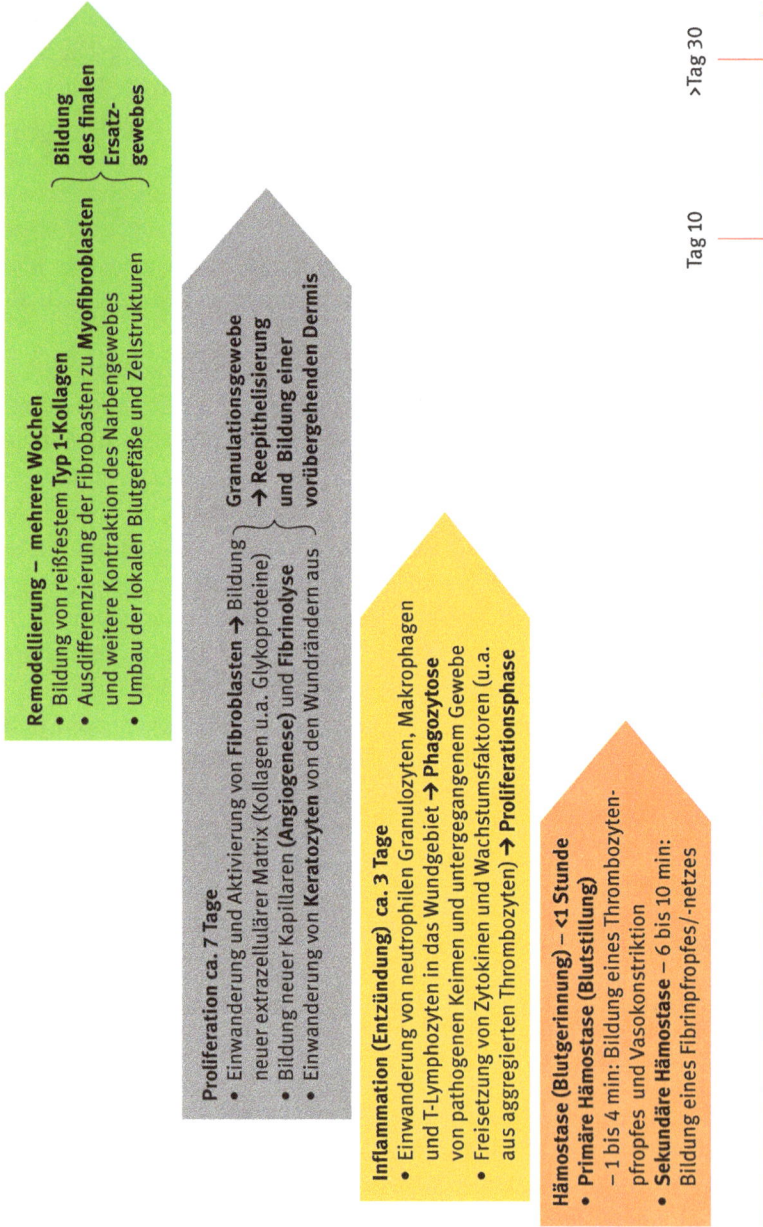

Remodellierung – mehrere Wochen
- Bildung von reißfestem **Typ 1-Kollagen**
- Ausdifferenzierung der Fibroblasten zu **Myofibroblasten** und weitere Kontraktion des Narbengewebes
- Umbau der lokalen Blutgefäße und Zellstrukturen

Bildung des finalen Ersatz-gewebes

Proliferation ca. 7 Tage
- Einwanderung und Aktivierung von **Fibroblasten →** Bildung neuer extrazellulärer Matrix (Kollagen u.a. Glykoproteine)
- Bildung neuer Kapillaren (**Angiogenese**) und **Fibrinolyse**
- Einwanderung von **Keratozyten** von den Wundrändern aus

Granulationsgewebe → Reepithelisierung und Bildung einer vorübergehenden Dermis

Inflammation (Entzündung) ca. 3 Tage
- Einwanderung von neutrophilen Granulozyten, Makrophagen und T-Lymphozyten in das Wundgebiet → **Phagozytose** von pathogenen Keimen und untergegangenem Gewebe
- Freisetzung von Zytokinen und Wachstumsfaktoren (u.a. aus aggregierten Thrombozyten) → **Proliferationsphase**

Hämostase (Blutgerinnung) – <1 Stunde
- **Primäre Hämostase (Blutstillung)** – 1 bis 4 min: Bildung eines Thrombozyten-pfropfes und Vasokonstriktion
- **Sekundäre Hämostase** – 6 bis 10 min: Bildung eines Fibrinpfropfes/-netzes

Tag 10   >Tag 30

Abb. 2.1: Phasen der physiologischen Wundheilung (nach [4,5,31]).

Im Folgenden werden die Pathogenese und die Ätiologie alterstypischer Erkrankungen, die im Zusammenhang mit chronischen Wunden stehen, dargestellt.

2.1 Der Dekubitus

Der Dekubitus ist ein lokales Druckgeschwür, also ein Defekt der Haut und/oder des darunterliegenden Gewebes infolge der Einwirkung von Druck oder Druck in Kombination mit Scherkräften [7,8]. Diese lokalen Schädigungen treten hauptsächlich über Knochenvorsprüngen (z. B. Ferse, Steißbeinregion oder Trochanter major) auf und können zunächst auch auf Gewebestrukturen unterhalb der Haut beschränkt und damit der Beobachtung von außen nicht direkt zugänglich sein. Je nach Ausmaß der Gewebeschädigung werden beim Dekubitus verschiedene Kategorien/Stadien unterschieden (▸Kap. 3.1.1).

Die genauen pathogenetischen Mechanismen und Entstehungswege sind noch nicht abschließend geklärt, jedoch sind Dauer und Stärke des einwirkenden Drucks (in der Regel kombiniert mit Scherkräften) von entscheidender Bedeutung für die Dekubitusentstehung. Das heißt: Ohne Druckeinwirkung kein Dekubitus. Nach Maßgabe der Forschung lassen sich aber keine Schwellenwerte für die Unterscheidung zwischen kritischer und unkritischer Dauer bzw. Stärke der mechanischen Belastung definieren. Vielmehr ist davon auszugehen, dass die Grenze zwischen schädigender und nichtschädigender Druckeinwirkung inter- und intraindividuell variiert und von einer komplexen Interaktion mit der lokalen Gewebebeschaffenheit abhängt. Mit Gewebebeschaffenheit ist hierbei zum einen die mechanische Widerstandsfähigkeit gemeint, d. h. die direkte Verletzungsanfälligkeit der Zell- und Gewebestrukturen, zum anderen die funktionelle Toleranz von vorübergehenden Beeinträchtigungen der Durchblutung und des Gewebestoffwechsels sowie die Fähigkeit zur zügigen Reparatur erster Gewebeschäden infolge der Druckeinwirkung [8]. Sowohl die Dauer und Stärke der Druckeinwirkung als auch die beschriebenen Eigenschaften der Gewebebeschaffenheit können durch eine Reihe altersassoziierter Faktoren ungünstig beeinflusst werden und somit das Dekubitusrisiko erhöhen.

In der Literatur sind zahlreiche Dekubitusrisikofaktoren beschrieben, die sich entsprechend den genannten Entstehungsmechanismen in drei Gruppen gliedern lassen [9]:

1. Faktoren, die zu einer höhten mechanischen Belastung führen: z. B. beeinträchtige Mobilität oder beeinträchtigte sensorische Wahrnehmung von Druck.
2. Faktoren, welche die „Verletzlichkeit" der Haut erhöhen: z. B. Vorschädigungen infolge von Inkontinenz.
3. Faktoren, welche die Gewebetoleranz gegenüber lokalen Beeinträchtigungen der Durchblutung und des Stoffwechsels sowie die Regenerationsfähigkeit schwächen: z. B. periphere Durchblutungsstörungen, fortgeschrittene Herzinsuffizienz oder Diabetes mellitus.

Obwohl ein hohes Alter nicht per se einen Dekubitusrisikofaktor darstellt, treten die genannten Faktoren typischerweise gehäuft in dieser Lebensphase auf, oftmals auch in Kombination. Oft sind sie zugleich Ursache oder Symptom einer allgemein erhöhten Pflegebedürftigkeit und eines beeinträchtigten Allgemeinzustands, sodass ein erhöhtes Dekubitusrisiko vor allem ältere pflegebedürftige Personen betrifft. Die Komplexität der Entstehungsmechanismen unterstreicht aber auch, dass das Vorhandensein von Risikofaktoren allein nicht ausreicht, um das individuelle Dekubitusrisiko älterer Menschen zu erklären. Vielmehr sind ebenfalls die individuellen Kompetenzen, eine bestehende Druckeinwirkung zu erkennen und zu kompensieren, d. h. die Selbstpflegefähigkeiten im Umgang mit einem Dekubitusrisiko, zu berücksichtigen. Ist eine hochbetagte Person beispielsweise in der Lage, trotz bestehender Mobilitätsbeeinträchtigungen selbstständig für eine zielgerichtete punktuelle Reduktion der Druckeinwirkung zu sorgen und/oder die Haut vor zusätzlichen Schädigungen zu schützen und/oder die effektive Behandlung bekannter Durchblutungsstörungen durch regelmäßige Medikamenteneinnahme zu unterstützen, wird ihr Dekubitusrisiko geringer sein als bei Abwesenheit dieser Ressourcen. Umgekehrt bedeutet dies aber auch, dass ältere Personen, die zu diesen gezielten schützenden Aktivitäten nicht mehr in der Lage sind, z. B. aufgrund kognitiver Beeinträchtigungen, einem erhöhten Dekubitusrisiko ausgesetzt sein können, selbst wenn ihre Eigenbewegungen in Grenzen noch erhalten sind.

2.2 Das Ulcus cruris

Eine im Alter häufig vorkommende chronische Wunde ist das Ulcus cruris, das zu ca. 80 % auf Erkrankungen des Gefäßsystems zurückzuführen ist. So liegen dem Ulcus cruris bei der Hälfte der Fälle eine chronische venöse Insuffizienz (CVI) und bei ca. 30 % der Fälle eine periphere arterielle Verschlusskrankheit (pAVK) zu Grunde [10].

2.2.1 Ulcus cruris venosum

Die chronisch venöse Insuffizienz (CVI) ist durch einen erhöhten Blutdruck in den oberflächlich verlaufenden Venen der Beine gekennzeichnet. Ursache dafür ist eine Venenklappeninsuffizienz und somit ein gestörter venöser Rückfluss. Die Insuffizienz der Venenklappen ist Folge degenerativer Veränderungen und eines Elastizitätsverlusts der Venenwand. Zunächst entwickelt sich eine primäre Varikose (Krampfadern), deren Entstehung durch eine langjährige Tätigkeit im Sitzen und durch krankheitsbedingte Immobilität negativ beeinflusst wird [11,12]. Die dadurch entstehende Erhöhung des hydrostatischen Drucks (Hypertonie) und Volumenansammlung in den Beinvenen (Hypervolämie) sowie die Verlangsamung des Blut-

stroms begünstigen die Entstehung von Ödemen und Entzündungen (Varikophle-
bitis, Thrombophlebitis) sowie von Thrombosen im Versorgungsgebiet.

Die Ödeme sind zum einen durch den höheren hydrostatischen Druck im venösen Schenkel der Endstrombahn zu erklären, zum anderen durch eine Dilatation
der abführenden kleinen Venen (Venolen) mit einer erhöhten Permeabilität der Ge-
fäßwände. Dadurch gelangen Blutbestandteile aus den Venen ins umliegende Gewebe und lagern sich dort ab. Von großer Bedeutung ist hierbei das Eindringen
von Fibrinogen in das Gewebe. Dieses wird zu Fibrin umgewandelt und umschließt
die Kapillaren. Dies führt zu einer verminderten Diffusion zwischen Gefäßen und
dem umliegenden Gewebe sowie zur Aktivierung von Entzündungsmediatoren im
Endothel. Im histologischen Befund zeigen die Patienten mit venösen Ulzerationen
eine Akkumulation von Makrophagen und T-Zellen, was für andauernde Entzün-
dungsprozesse im Wundgebiet spricht [12]. Auch kommt es zu einer vermehrten
Aktivierung von Fibroblasten und dadurch zu einem bindegewebigen Umbau der
Subkutis, makroskopisch zu erkennen an einer Verhärtung (Lipodermatosklerose,
Stauungsfibrose) des Unterhautfettgewebes [13]. Im klinischen Bild zeichnen sich
venöse Ulzerationen folglich durch Ödeme, eine Hyperpigmentierung der Haut, Ekzeme, eine Lipodermatosklerose (Stauungsfibrose) und Varizen aus [14]. Die Loka-
lisation des Ulcus cruris venosum ist oft zirkulär am Unterschenkel („Gamma-
schenulzera").

2.2.2 Ulcus cruris arteriosum

Die periphere arterielle Verschlusskrankheit (pAVK) ist eine Durchblutungsstörung
der Beinarterien aufgrund von arteriosklerotischen Ablagerungen und embolischen
Verschlüssen in den peripheren arteriellen Gefäßen der unteren Extremitäten. Als
typische Risikofaktoren für die Arteriosklerose gelten Nikotinabusus, Diabetes mellitus, Hyperlipidämie/Hypercholesterinämie, Hypertonus, Übergewicht sowie das
zunehmende Alter mit einer geminderten Gefäßelastizität. Frauen sind häufiger betroffen als Männer.

Leitsymptom der pAVK ist eine sehr schmerzhafte Belastungsischämie (Clau-
datio intermittens), aus der im weiteren Verlauf eine Ruhe-Ischämie mit Schmerzen
bereits in Ruhe werden kann. Die im klinischen Alltag verbreitete Klassifikation
nach Fontaine teilt die pAVK in vier Krankheitsstadien ein (▸Kapitel 3.1.2): Im Stadium I verläuft die Erkrankung symptomlos, ist aber diagnostisch nachweisbar.
Das Stadium II differenziert sich in die Stadien IIa (schmerzfreie Gehstrecke
> 200 m) und IIb (schmerzfreie Gehstrecke < 200 m). Im Stadium III sind die ischä-
mischen Veränderungen soweit ausgeprägt, dass es bereits ohne Belastung zu
Schmerzen kommt. Das finale Stadium IV ist charakterisiert durch Ulzerationen,
die teilweise operativ versorgt werden müssen [15]. Die Entstehung dieser Ulzerationen lässt sich wie folgt erklären: Die arteriosklerotischen Ablagerungen führen zu
einer Verengung des Gefäßlumens und somit zu einer Minderdurchblutung und

einer Ischämie im distal liegenden Versorgungsgebiet [16]. Aufgrund der Minderdurchblutung und der Ischämie entstehen distal des Verschlusses Nekrosen mit einer trockenen und unterkühlten Wundumgebung. Des Weiteren verzögert sich auch bei kleineren Traumata die Wundheilung, da der Stoffwechsel im Wundgebiet herabgesetzt ist. Das Ulcus cruris arteriosum ist vor allem an den Zehen und am lateralen Fußrand lokalisiert.

2.3 Das diabetische Fußsyndrom

Bei der Entstehung von chronischen Wunden im Alter spielt der Diabetes mellitus Typ II eine entscheidende Rolle. Die Pathogenese dieses Krankheitsbildes unterliegt weiterhin der aktuellen Forschung, und noch sind nicht alle pathogenetischen Mechanismen ausreichend erforscht. Nach heutigem Erkenntnisstand setzt sich die Ätiologie des Diabetes mellitus Typ II aus dem sogenannten „ominous octet"-Modell von DeFronzo [17] zusammen. In diesem Modell wirken diverse pathogenetische Mechanismen auf die Entstehung des Diabetes ein, welche in einer Insulinresistenz der Muskel- und Fettzellen kulminieren. Als Ursache für die Entwicklung eines Diabetes mellitus Typ II werden genetische Defekte sowie lebensstilbedingte Risikofaktoren diskutiert. Die diasbetesbedingten Fehlfunktionen betreffen u. a. die Fettzellen, den Gastrointestinaltrakt, die α-Zellen der Bauchspeicheldrüse, die Nierenzellen, das Gehirn, die Muskelzellen, die Leber und die insulinproduzierenden β-Zellen. Beim gesunden Menschen hemmt das Hormon Insulin die Spaltung von Fetten zu Fettsäuren [18]. Bei Patienten mit Diabetes mellitus kommt es aufgrund der Insulinresistenz der Fettzellen zur vermehrten Freisetzung von Fettsäuren ins Blut [19].

Langfristige phänotypische Folgeerkrankungen des Diabetes mellitus Typ II, insbesondere bei unzureichender medikamentöser Therapie, sind eine Folge von Ablagerungen an den Gefäßwänden. Davon können sowohl die großen Arterien (Makroangiopathie) an den Beinen (periphere arterielle Verschlusskrankheit), am Herzen (Koronare Herzkrankheit) oder im Gehirn (erhöhtes Schlaganfallrisiko) betroffen sein als auch die kleinen Gefäße und Kapillaren (Mikroangiopathie). Mikroangiopathien sind Ursache für Nierenschädigungen (Nephropathien), neurologische Schädigungen (Neuropathien) oder Sehstörungen (Retinopathien).

Die Entstehung des diabetischen Fußsyndroms wird auf eine periphere Sensibilitätsstörung (aufgrund der Neuropathie) zurückgeführt, die zu einer untypischen Belastung und dadurch einem erhöhten Druck auf den Fuß führt. Hinzu kommt eine reduzierte Schmerzempfindlichkeit der betroffenen Personen, wodurch potenziell traumatisierende Fremdkörper, zu enge Schuhe oder kleinere Verletzungen nicht rechtzeitig bemerkt werden. Durch die bei Diabetikern veränderte Stoffwechsellage besteht ein erhöhtes Risiko für Wundheilungsstörungen, insbesondere in der Inflammations- wie auch in der Proliferationsphase. [20,21]. Aufgrund der verringerten Aufnahme von Glucose in die Zellen kommt es zu einer extrazellulären Hyperosmolarität und zum Schrumpfen der Zellen. Dies führt zur Funktionseinschränkung der Immunzellen, zur Dysregulation der Immunantwort im Wundgebiet und zu einer höheren Infektanfälligkeit. Zudem kommt es über die komplexen Auswirkungen des relativen Insulinmangels auf den Stoffwechsel, die endokrinologische Steuerung und die Durchblutung zu Beeinträchtigungen der zellulären Reparatur- und Regenerationsmechanismen. Daraus resutiert ein verzögerter Übergang von der Inflammations- in die Proliferationsphase [21].

2.4 Die inkontinenzassoziierte Dermatitis

Die inkontinenzassoziierte Dermatitis (IAD) ist keine chronische Wunde im eigentlichen Sinn, sondern eine irritativ toxische Kontaktdermatitis, bei der die Hautbarriere geschädigt wird [22]. Sie führt nur bei einer Chronifizierung und bei schweren Verläufen zu einer Ulzeration. Aufgrund ihrer hohen Prävalenz in der Geriatrie und ihrer möglichen Bedeutung für die Entstehung von chronischen Wunden im Alter soll die IAD hier aufgegriffen und beschrieben werden.

In der Praxis erscheint eine Abgrenzung der IAD zum Dekubitus oder zu anderen Dermatosen oft als schwierig. Jedoch lassen sich deren Merkmale bei genauer Betrachtung sehr gut von anderen Hauterkrankungen unterscheiden. Als Hauptursache einer IAD ist vor allem der wiederholte Kontakt mit Feuchtigkeit bei vorliegender Stuhl- oder/und Harninkontinenz zu nennen. Im Gegensatz zum Dekubitus mit einem klar abgegrenzten Wundgebiet stellt sich die IAD als ein eher diffuses und oberflächliches Wundgeschehen dar, das keine Nekrosen bildet. Im klinischen Bild geht die IAD mit einer wegdrückbaren Rötung, mazerierten Wundrändern, Nässe, Schuppen, Krusten, Juckreiz und vor allem Schmerzen einher. Ähnlich dem Dekubitus existieren auch hier typische Prädilektionsstellen wie Areale im Genital- und Perianalbereich sowie alle intertriginösen Areale (Leisten, Achseln, etc.) [22,23].

Der zugrunde liegende pathologische Mechanismus ist die Schädigung der Epidermis durch die persistierende Feuchtigkeit. Bei der Zersetzung von Harn und Stuhl entsteht Ammoniak, der den pH-Wert der Haut steigen lässt. Durch den Anstieg des pH-Wertes nimmt die Barriere- und Schutzfunktion der Haut ab [24]. Zusätzlich kommt es zum Aufquellen des Stratum corneum (Hornhaut), einer Veränderung der Mikroflora der Haut und zum klinischen Bild der irritativen Dermatitis (Ekzem). Dies bewirkt einerseits das Eindringen von Toxinen und Keimen in die Haut und andererseits kommt es zu einem Flüssigkeitsverlust von innen [23]. Neben diesen pH-Wertveränderungen schädigen zusätzlich eiweiß- und fettspaltende Enzyme des Stuhls das Stratum corneum.

2.5 Infektionen chronischer Wunden

Eine bedeutende Ursache für die Chronifizierung von Wunden und für die Störung von Heilungsverläufen sind infektiöse Prozesse im Wundgebiet. Induziert werden diese Prozesse durch ein großes Spektrum an Pathogenen, die die Wunden kontaminieren [25]. Häufig im Wundabstrich nachgewiesene Keime sind Staphylococcus aureus (unter Umständen mit Methicillin-Resistenz), Pseudomonas aeruginosa, Enterobakterien und Proteus mirabilis [26]. Diese und andere Bakterien verursachen Störungen der Wundheilung, indem Leukozyten, Zytokine und Proteasen (Enzym zur Proteinspaltung) den Entzündungsprozess initiieren und erhalten. Im fortgeschrittenen Alter kommen erschwerend zwei Mechanismen der veränderten Immunantwort hinzu. Zum einen werden neutrophile Granulozyten vermehrt ins Wundgebiet ausgeschüttet. Diese sind in ihrer Funktion zur Phagozytose eingeschränkt, führen aber zu einer gesteigerten Produktion von Proteasen und „reactive oxygen species" (ROS). Hierdurch werden die extrazelluläre Matrix (ECM) geschädigt, die Wachstumsfaktoren und die Zellmigration gehemmt und letztendlich der Wundverschluss verzögert [1,27]. Im höheren Alter neigen die Makrophagen außerdem dazu, leichter zu aggregieren, und können somit schwerer ins Wundgebiet infiltrieren, wodurch sich die herabgesetzte Fähigkeit zur Phagozytose erklären lässt.

Des Weiteren konnte ein Zusammenhang zwischen der Infektion chronischer Wunden und den sogenannten Biofilmen hergestellt werden. Biofilme werden durch eine von Bakterien abgesonderte polymere Matrix, in der die mikrobiellen Zellen eingebettet sind, gebildet. Dadurch sind sie vor dem Zugriff des Immunsystems und den verabreichten Antibiotika geschützt. Zudem bilden die Biofilme eine Ernährungsgrundlage für die Bakterien [28]. Diese Resistenz hat einen großen Einfluss auf die angestrebte Therapie, vor allem bei operativen Spalthauttransplantaten, bei denen eine hohe Keimbelastung zu einer hohen Abstoßungsrate führt [26]. Eine weitere Komplikation bei der Behandlung von Wundinfektionen ist die sinkende Effektivität von Antibiotika aufgrund von entwickelten Resistenzen der Erreger. Untersuchungen zeigen teils hohe Raten an Resistenzen gegen häufig eingesetzte Antibiotika bei bestimmten Erregerstämmen. Hohe Resistenzraten ergaben sich für die Antibiotikaklassen der Penicilline (36 %), Cephalosporine (18 %) und der Makrolide (20 %) [29].

Im Kontext von Wundinfektionen existiert eine Gruppe von Pathogenen, welche bei der klinischen Untersuchung bis dato eine eher unterrepräsentierte Rolle spielt. Hierbei handelt es sich um die Kolonisation von Wunden durch Pilze. Ähnlich dem Bakterienbefall gestaltet sich auch hier das Spektrum der Erreger sehr heterogen und nimmt mit steigender Gabe von Antibiotika und dem Auftreten klinischer Komplikationen stetig zu. Die am häufigsten nachgewiesenen Pilze waren Cladosporium herbarum, Candida albicans und unklassifizierte Ascomycota [30].

Literatur

[1] Kottner J, Lichterfeld A, Blume-Peytavi U, Kuhlmey A. Förderung der Hautgesundheit im Alter. Z Gerontol Geriat. 2015;48:231–236.

[2] Makrantonaki E, Wlaschek M, Scharffetter-Kochanek K. Pathogenesis of wound healing disorders in the elderly. J Dtsch Dermatol Ges. 2017;15:255–75.

[3] von Zglinicki T. Alter und Altern. In: Schmidt RF, Lang F, Heckmann M. (Hrsg.). Physiologie des Menschen mit Pathophysiologie. Sonderausgabe d. 31. Aufl. Berlin: Springer; 2017. 877–91.

[4] Avishai E, Yeghiazaryan K, Golubnitschaja O. Impaired wound healing: facts and hypotheses for multi-professional considerations in predictive, preventive and personalised medicine. EPMA J. 2017;8:23–33.

[5] Gosain A, DiPietro LA. Aging and wound healing. World J Surg. 2004;28:321–6.

[6] Hahnel E, Lichterfeld A, Blume-Peytavi U, Kottner J. The epidemiology of skin conditions in the aged: A systematic review. J Tissue Viability. 2017;26:20–8.

[7] National Pressure Ulcer Advisory Panel, European Pressure Ulcer Advisory Panel and Pan Pacific Pressure Injury Alliance. Prevention and Treatment of Pressure Ulcers: Quick Reference Guide. Emily Haesler (Ed.). Perth, Australia: Cambridge Media; 2014.

[8] Kottner J, Hahnel E, Lichterfeld-Kottner A. Literaturstudie. In: Deutsches Netzwerk für Qualitätsentwicklung in der Pflege (Hrsg.). Expertenstandard „Dekubitusprophylaxe in der Pflege – 2. Aktualisierung 2017". Schriftenreihe des Deutschen Netzwerks für Qualitätsentwicklung in der Pflege. Osnabrück; 2017a. 50–93.

[9] Kottner J, Balzer K, Bauernfeind G, Dorin L, Duwe M, Feuchtinger J et al. Der Expertenstandard Dekubitusprophylaxe in der Pflege, 2. Aktualisierung 2017. In: Deutsches Netzwerk für Qualitätsentwicklung in der Pflege (Hrsg.). Expertenstandard „Dekubitusprophylaxe in der Pflege – 2. Aktualisierung 2017". Schriftenreihe des Deutschen Netzwerks für Qualitätsentwicklung in der Pflege. Osnabrück; 2017b. 13–49.

[10] Dissemond J. Differential diagnoses of venous leg ulcers. Phlebologie. 2011;40:85–92.

[11] Dissemond J, Körber A, Grabbe S. Differentialdiagnosen des Ulcus cruris. JDDG. 2006;4:627–634.

[12] Alavi A, Sibbald RG, Phillips TJ, Miller OF, Margolis DJ, Marston W et al. What's new: Management of venous leg ulcers: Approach to venous leg ulcers. J Am Acad Dermatol. 2016;74(4):627–40; quiz 41–2.

[13] Brandes R, Busse R. Kreislauf. In: Schmidt RF, Lang F, Heckmann M. (Hrsg.). Physiologie des Menschen mit Pathophysiologie. Sonderausgabe d. 31. Aufl. Berlin: Springer; 2017. 572–626.

[14] Abbade LP, Lastoria S, Rollo Hde A. Venous ulcer: clinical characteristics and risk factors. Int J Dermatol. 2011;50(4):405–11.

[15] Lawall H, Huppert P, Espinola-Klein C, Rumenapf G. The Diagnosis and Treatment of Peripheral Arterial Vascular Disease. Dtsch Arztebl Int. 2016;113(43):729–36.

[16] Bonham PA. Assessment and management of patients with venous, arterial, and diabetic/neuropathic lower extremity wounds. AACN Clin Issues. 2003;14(4):442–56; quiz 548–50.

[17] Defronzo RA. Banting Lecture. From the triumvirate to the ominous octet: a new paradigm for the treatment of type 2 diabetes mellitus. Diabetes. 2009;58(4):773–95.

[18] Bays H, Mandarino L, DeFronzo RA. Role of the adipocyte, free fatty acids, and ectopic fat in pathogenesis of type 2 diabetes mellitus: peroxisomal proliferator-activated receptor agonists provide a rational therapeutic approach. J Clin Endocrinol Metab. 2004;89(2):463–78.

[19] Kashyap S, Belfort R, Gastaldelli A, Pratipanawatr T, Berria R, Pratipanawatr W et al. A sustained increase in plasma free fatty acids impairs insulin secretion in nondiabetic subjects genetically predisposed to develop type 2 diabetes. Diabetes. 2003;52(10):2461–74.

[20] Spravchikov N, Sizyakov G, Gartsbein M, Accili D, Tennenbaum T, Wertheimer E. Glucose effects on skin keratinocytes: implications for diabetes skin complications. Diabetes. 2001;50(7):1627–35.

[21] MacLeod AS, Mansbridge JN. The Innate Immune System in Acute and Chronic Wounds. Adv Wound Care (New Rochelle). 2016;5(2):65–78.

[22] Protz K. Denken Sie an eine Feuchtigkeitsläsion. Heilberufe/Das Pflegemagazin. 2015;67(7–8).

[23] Trautinger, F. Inkontinenz-assoziierte Dermatitis (IAD) Ein multiprofessionelles Problem aus der Sicht des Arztes. hautnah. 2012;11:8.

[24] Cooper P, Gray D. Comparison of two skin care regimes for incontinence. Br J Nurs. 2001;10(6 Suppl):S6, S8, S10 passim.

[25] Kirketerp-Moller K, Jensen PO, Fazli M, Madsen KG, Pedersen J, Moser C et al. Distribution, organization, and ecology of bacteria in chronic wounds. J Clin Microbiol. 2008;46(8):2717–22.

[26] Dissemon J. Chronische Wunden und Bakterien. Hautarzt 2014;65:10–14.

[27] Ashcroft GS, Mills SJ, Ashworth JJ. Ageing and wound healing. Biogerontology. 2002;3(6):337–45.

[28] Zhao G, Usui ML, Lippman SI, James GA, Stewart PS, Philip Fleckman et al. Olerud. Advances in Wound Care. September 2013;2(7):389–399.

[29] Tzaneva V, Mladenova I, Todorova G, Petkov D. Antibiotic treatment and resistance in chronic wounds of vascular origin. Clujul Med. 2016;89(3):365–70.

[30] Kalan L, Loesche M, Hodkinson BP, Heilmann K, Ruthel G, Gardner SE, Grice EA. 2016. Redefining the chronic-wound microbiome: fungal communities are prevalent, dynamic, and associated with delayed healing. mBio. 7(5):e01058–16.

[31] Makrantonaki E, Wlaschek M, Scharffetter-Kochanek K. Pathogenese von Wundheilungsstörungen bei älteren Patienten. J Dtsch Dermatol Ges. 2017;15:255–75.

Antje Tannen

3 Wundbeurteilung und Dokumentation

Eine aufmerksame und fundierte Beobachtung mit anschließender Beurteilung des Zustands und des Heilungsverlaufs einer chronischen Wunde ist ein unerlässlicher erster Schritt im Wundmanagement. Jeder Patient mit einer chronischen Wunde sollte innerhalb von 24 h nach Aufnahme einem standardisierten Wundassessment unterzogen werden. Das Assessment sollte im Zeitverlauf regelmäßig, d. h. mindestens wöchentlich, wiederholt werden, um Verbesserungen oder Verschlechterungen des Wundzustands zu erfassen und damit die Wirksamkeit der Wundtherapie zu beurteilen [1]. Das Assessment sollte durch ausgebildetes Pflegepersonal vorgenommen und ggf. im multidisziplinären Team besprochen werden. Die Befunde sollten an zentraler Stelle und für alle beteiligten Berufsgruppen einsehbar dokumentiert werden.

3.1 Diagnostik chronischer Wunden

Allgemeine klinische Symptome zur Diagnostik einer chronischen Wunde sind: abgestorbenes Gewebe (Belag oder Nekrosen), keine Verkleinerung der Wundgröße in sechs Wochen, fortschreitender Gewebeverlust.

Neben diesen gemeinsamen klinischen Anzeichen chronischer Wunden gibt es *differenzialdiagnostische* Hinweise, mit denen chronische Wunden unterschiedlicher Ätiologie voneinander unterschieden werden müssen. Diese werden im Folgenden beschrieben.

Die Wunddiagnosen sind zudem, mit Ausnahme des Dekubitus, beschreibendes Symptom für die Ausprägung der jeweiligen Grunderkrankung, also der chronisch venösen oder arteriellen Insuffizienz und des Diabetes mellitus.

3.1.1 Diagnostik Dekubitus

Als Folge anhaltender Druckeinwirkung an exponierten Körperstellen (typisch: Steißbein, Hüfte, Fersen, Schulterblatt) sind Dekubitalgeschwüre lokal scharf begrenzt. Sie werden je nach Ausmaß der Gewebeschädigung in vier Kategorien eingeteilt. National und international wird dafür die Stadieneinteilung gemäß dem European Pressure Ulcer Advisory Panels (EPUAP) verwendet [1] (▸Tab. 3.1).

Die Verwendung von Klassifikationen zur Einteilung der Dekubitalgeschwüre erleichtert die Kommunikation und Dokumentation und gilt als Grundlage für

https://doi.org/10.1515/9783110501803-003

Tab. 3.1: Stadieneinteilung des Dekubitus [1].

Kategorie/Stadium	Abbildung
Kategorie/Stadium I: Nicht wegdrückbares Erythem Intakte Haut mit nicht wegdrückbarer Rötung eines lokalen Bereichs, gewöhnlich über einem knöchernen Vorsprung. Bei dunkel pigmentierter Haut ist ein Abblassen möglicherweise nicht sichtbar, die Farbe kann sich aber von der umgebenden Haut unterscheiden. Der Bereich kann schmerzhaft, härter, weicher, wärmer oder kälter im Vergleich zu dem umgebenden Gewebe sein. Es kann schwierig sein, Kategorie/Stadium I bei Personen mit dunkler Hautfarbe zu entdecken. Ein Dekubitus Kategorie/Stadium I kann auf „gefährdete" Personen hinweisen.	
Kategorie/Stadium II: Teilverlust der Haut Teilzerstörung der Haut (bis in die Dermis/Lederhaut), die als flaches, offenes Ulcus mit einem rot bis rosafarbenen Wundbett ohne Beläge in Erscheinung tritt. Dieses Stadium kann sich auch als intakte oder offene/ruptierte, serumgefüllte Blase darstellen. Es manifestiert sich als glänzendes oder trockenes, flaches Ulcus ohne Beläge oder Bluterguss*. Diese Kategorie/dieses Stadium sollte nicht benutzt werden um *Skin Tears* (Gewebezerreißungen), pflasterbedingte Hautschädigungen, perineale Dermatitis, Mazerationen oder Exkoriation zu beschreiben. *Ein livide Verfärbung weist auf eine tiefe Gewebeschädigung hin.*	
Kategorie/Stadium III: Vollständiger Verlust der Haut Subkutanes Fettgewebe kann sichtbar sein, aber Knochen, Sehnen oder Muskeln liegen nicht offen. Beläge können vorhanden sein, die aber nicht die Tiefe des Gewebeverlustes verdecken. Es können Taschenbildungen oder Unterminierungen vorliegen. Die Tiefe eines Dekubitus der Kategorie/des Stadium III kann je nach anatomischer Lokalisation variieren. Der Nasenrücken, das Ohr, das Hinterhaupt und der Knöchel haben kein subkutanes Gewebe und Ulcera der Kategorie/des Stadiums III können dort oberflächlich sein. Im Gegensatz dazu können besonders adipöse Bereiche einen extrem tiefen Dekubitus der Kategorie/des Stadiums III entwickeln. Knochen oder Sehnen sind nicht sichtbar oder direkt tastbar.	

Tab. 3.1 (fortgesetzt)

Kategorie/Stadium	Abbildung
Kategorie/Stadium IV: Vollständiger Gewebeverlust Vollständiger Gewebeverlust mit freiliegenden Knochen, Sehnen oder Muskeln. Beläge oder Schorf können an einigen Teilen des Wundbettes vorhanden sein. Es können Taschenbildungen oder Unterminierungen vorliegen. Die Tiefe eines Dekubitus der Kategorie/des Stadiums IV variiert je nach anatomischer Lokalisation. Der Nasenrücken, das Ohr, das Hinterhaupt und der Knöchel haben kein subkutanes Gewebe und diese Ulcera können oberflächlich sein. Ulcera der Kategorie/des Stadiums IV können sich in Muskeln und/oder unterstützenden Strukturen ausbreiten (z. B. Faszia, Sehne oder Gelenkkapsel) und eine Osteomyelitis verursachen. Offenliegende Knochen/Sehnen sind sichtbar oder direkt tastbar.	
Keiner Kategorie/keinem Stadium zuordbar: Tiefe unbekannt Ein vollständiger Gewebeverlust, bei dem die Basis des Ulcus von Belägen (gelb, hellbraun, grau, grün oder braun) und/oder Schorf im Wundbett bedeckt ist. Bis genügend Beläge und/oder Schorf entfernt ist, um den Grund der Wunde offenzulegen, kann die wirkliche Tiefe – und daher die Kategorie/das Stadium – nicht festgestellt werden. Stabiler Schorf (trocken, festhaftend, intakt ohne Erythem und Flüssigkeit) an den Fersen dient als „natürlicher (biologischer) Schutz des Körpers" und sollte nicht entfernt werden.	
Vermutete tiefe Gewebeschädigung: Tiefe unbekannt Livid oder rötlichbrauner, lokalisierter Bereich von verfärbter, intakter Haut oder blutgefüllte Blase aufgrund einer Schädigung des darunterliegenden Weichgewebes durch Druck und/oder Scherkräfte. Diesem Bereich vorausgehen kann Gewebe, das schmerzhaft, fest, breiig, matschig, im Vergleich zu dem umliegenden Gewebe wärmer oder kälter ist. Es kann schwierig sein, tiefe Gewebeschädigungen bei Personen mit dunkler Hautfarbe zu entdecken. Bei der Entstehung kann es zu einer dünnen Blase über einem dunklen Wundbett kommen. Die Wunde kann sich weiter verändern und von einem dünnen Schorf bedeckt sein. Auch unter optimaler Behandlung kann es zu einem rasanten Verlauf unter Freilegung weiterer Gewebeschichten kommen.	

rechtliche und erlösrelevante Fragestellungen. Jedoch ist für ein adäquates Wundmanagement auch die Beschreibung der Wundgröße und Wundbeschaffenheit (▸Kap. 3.2) relevant.

Insbesondere ein Dekubitus der Kategorie 2 (oberflächliche Wunde) kann Ähnlichkeit mit anderen oberflächlichen Wunden haben, z. B. feuchtigkeitsbedingten Läsionen, Abschürfungen oder Mazerationen. Zur differentialdiagnostischen Unterscheidung dienen folgende Kriterien zur Sicherung der Diagnose Dekubitus [2]:

> **!** – Ursache   Druck und/oder Scherkräfte müssen vorliegen
> – Ort   In der Regel über Knochenvorsprüngen
> – Form   Punktuell begrenzt, rund und gleichmäßig geformt

3.1.2 Diagnostik Ulcus cruris (venosum, arteriosum, mixtum)

Das Ulcus cruris venosum ist Folge einer chronischen venösen Insuffizienz und typischerweise am Unterschenkel lokalisiert. Bei der klinischen Untersuchung in Form von Inspektion und Palpation werden die Ulcuslage, -größe und -morphologie beurteilt [3]. Begleitend sollte eine Diagnostik der Grunderkrankung erfolgen und zwar durch Dopplersonographie der Beingefäße, neurologische und orthopädische Funktionstests sowie eine allgemeine Anamnese.

Eine routinemäßige bakteriologische Untersuchung wird bei unproblematischen Ulzera nicht empfohlen, da der Ulcusgrund üblicherweise kolonisiert ist. Erst bei therapieresistenten oder morphologisch untypischen Wunden sollten Erreger bestimmt werden.

Zur Klassifikation der chronisch *venösen* Insuffizienz werden die Klassifikation nach Widmer oder das CEAP-Schema verwendet [4] (▸Tab. 3.2). Für die pAVK wird die Stadieneinteilung nach Fontaine verwendet [3,4] (▸Tab. 3.3) (▸Kap. 2.2).

Tab. 3.2: Klassifikation der chronisch-venösen Insuffizienz nach Widmer, mod. nach Marshall.

Grad	Beschreibung
1	Corona phlebectatica paraplantaris, Phlebödem
2	Zusätzlich trophische Störungen mit Ausnahme des Ulcus cruris (z. B. Dermatoliposklerose, Pigmentveränderungen, weiße Atrophie)
3	Ulcus cruris venosum Grad 3a: abgeheiltes Ulcus cruris venosum Grad 3b: florides Ulcus cruris venosum

Tab. 3.3: Klassifikation der chronischen pAVK nach Fontaine.

Grad	Beschreibung
I	Stenosen oder Verschlüsse ohne Beschwerden
IIa	Claudicatio intermittens mit einer freien Gehstrecke von > 200 m
IIb	Claudicatio intermittens mit einer freien Gehstrecke von < 200 m
III	Ruheschmerzen und Nachtschmerzen
IV	Ischämie: IVa: mit trophischen Störungen, Nekrosen IVb: sekundäre Infektion der Nekrosen

3.1.3 Diagnostik Diabetisches Fußsyndrom

Das diabetische Fußsyndrom ist eine Folge von peripheren Durchblutungsstörungen und neuropathologischen Veränderungen infolge der Grunderkrankung Diabetes mellitus (siehe ▸Kap. 2.3). Die diagnostische Untersuchung sollte stets seitenvergleichend vorgenommen werden und umfasst den peripheren Pulsstatus und Sensibilitätstests. Der Hautstatus sowie Muskel- und Gelenkfunktionen sollten ebenfalls begutachtet werden.

Für die Klassifikation des diabetischen Fußsyndroms wird in der Regel die Wagner-Armstrong-Klassifikation verwendet [4] (▸Tab. 3.4).

Tab. 3.4: Klassifikation des diabetischen Fußsyndroms nach Wagner.

Grad	Beschreibung
0	keine Läsion, ggf. Fußdeformation oder Zellulitis
1	oberflächliche Ulzeration
2	tiefes Ulcus bis zur Gelenkkapsel, zu Sehnen oder Knochen
3	tiefes Ulcus mit Abszedierung, Osteomyelitis, Infektion der Gelenkkapsel
4	begrenzte Nekrose im Vorfuß- oder Fersenbereich
5	Nekrose des gesamten Fußes

3.2 Beurteilung der Wundgröße und Wundbeschaffenheit

Zu einer umfassenden und systematischen Beurteilung einer chronischen Wunde werden verschiedene Aspekte bewertet. Diese sollten umfassend dokumentiert werden (▸Kap. 3.6), um den Heilungsverlauf abbilden und die gewählte Therapie evaluieren zu können. Für die Begutachtung der Wunde wird empfohlen, dass der Patient eine konstante neutrale Position einnimmt, da sich das Weichteilgewebe möglicherweise verschieben kann, wodurch die exakte Größe der Wunde variieren kann [1].

3.2.1 Wundgröße und Tiefe der Wunde

Die Ausmessung der Wundgröße dient sowohl der Erstanamnese als auch der Verlaufsbeurteilung und Therapieevaluation. Die Größe und Form der Wunde können mit den folgenden Parametern beschrieben werden: Form, Länge, Breite, Umfang, Tiefe, Volumen, Fläche und Unterminierung/Tunnel [4].

Zur manuellen zweidimensionalen Ausmessung der Länge und Breite der Wunde werden (unsterile) Lineale/Messbänder verwendet. Zur digitalen Ausmessung können Fotos ausgewertet oder portable digitale Geräte zur Planimetrie (Visitrak®) genutzt werden.

Zur manuellen dreidimensionalen Auswertung werden zusätzlich zu den Linealen sterile Materialien wie Messstäbe oder Wattestäbchen verwendet, um die Wundtiefe und die Tiefe der Tunnel an den Wundrändern zu bestimmen.

3.2.2 Wundränder

Die Wundränder werden hinsichtlich ihrer Farbe und Form beschrieben. Gesundes nachwachsendes Gewebe ist rosafarben. Dunkle Verärbung deutet auf Hypoxie hin. Eine (deutliche) Rötung der Wundränder ist ein Anzeichen für eine Entzündung.

Verdickte, erhabene oder eingerollte Wundränder sind Hinweise auf Wundheilungsstörungen, Druckeinwirkung oder Gewebeschädigung. Sich kontrahierende Wundränder sind ein Zeichen der Wundheilung.

3.2.3 Exsudat/Belag

Wundexsudat wird von allen chronischen Wunden gebildet und ist zunächst ein Anzeichen für eine Wundheilung (Inflammationsphase). Zur Beschreibung des Exsudats werden die Qualität und die Quantität beurteilt (▸Tab. 3.5) [4]:

Tab. 3.5: Beurteilung des Exsudats.

Qualität	– serös: wässrig, klar, hell, gelblich
	– serös/blutig: wässrig, hell, rot bis rosa
	– serös/eitrig: undurchsichtig
	– eitrig: undurchsichtig, gelblich bis grün mit faulem/schlechtem Geruch
Quantität (in Abhängigkeit vom letzten Verbandwechsel)	– kein: abgeheilt oder trockene Wunde
	– kaum: Wundbett feucht, Verband trocken
	– gering: Wundbett feucht, etwas aus dem Verband austretend
	– moderat: deutlich flüssig im Wundbett und > 50 % des Verbands durchnäßt
	– reichlich/massenhaft: der Verband ist mehr als erschöpft

3.2.4 Wundumgebung

Die Wundumgebung sollte bei jeder Inspektion und bei jedem Verbandwechsel beurteilt werden. Das umliegende Gewebe kann folgende Merkmale aufweisen:
- Gesund/gut durchblutet/rosafarben
- Mazeriert/durchweicht
- Trocken/schuppig
- Ekzeme
- Dunkle/bläuliche Verfärbung
- Fragil/leicht reißend
- Ödematös/aufgequollen
- Rot/entzündlich
- Verhärtet/verdickt

3.3 Einschätzung von Faktoren, welche die Wundheilung behindern

Es gibt diverse Faktoren, welche die Wundheilung stören können und diese sollten ebenfalls regelmäßig und standardisiert erfasst werden (▸Tab. 3.6).

Tab. 3.6: Faktoren, welche die Wundheilung behindern.

Problem	Wirkung
Immobilität	vermindert Gewebedurchblutung (Ischämie)
Anhaltender Gewebedruck	vermindert Gewebedurchblutung (Ischämie)
Mangelernährung	ungenügende Zufuhr von Proteinen, Kohlenhydraten, Fettsäuren, Spurenelementen
Mangeldurchblutung/Ischämie	Nährstoffmangel, Hpoyxie, Anstieg von Stoffwechselprodukten
Medikation	nicht-steroidale und anti-inflammatorische Medikamente und Kortikosteroide
Chemotherapie	unterdrückt die Immunabwehr und inflammotorische Reaktionen
Strahlentherapie	stimuliert die Produktion von freien Radikalen und verursacht Zelltod
Psychologischer Stress und Schlafmangel	erhöht das Infektionsrisiko und verzögert Wundheilung
Adipositas	vermindert Gewebedurchblutung
Zugrundeliegende Erkrankung	siehe Pathogenese (▸Kap. 2)

Tab. 3.6 (fortgesetzt)

Problem	Wirkung
Mazerationen	gesteigertes Exsudat oder Kontakt mit Körperflüssigkeiten reduzieren Widerstandsfähigkeit des Wundgewebes
Schlechte Compliance des Patienten	Hygienemängel, Verstärkung von Risiken (Druck oder Minderdurchblutung), Verschlechterung der Grunderkrankung
Substanzabusus (Alkohol und Rauchen)	Zellschädigung

3.4 Beurteilung von Infektionen

Infektionen sind eine häufige Komplikation von chronischen Wunden und können die Wundheilung erheblich verzögern und außerdem durch Schmerzen und ein allgemeines Krankheitsgefühl die Lebensqualität der Betroffenen beeinträchtigen.

> **!** Allgemeine Infektionszeichen sind:
> – Rötung
> – Überwärmung
> – Schmerzen
> – Bewegungs- oder Funktionseinschränkung
> – Schwellung

Infektionen verlängern die inflammatorische Phase, verbrauchen Nährstoffe, verzögern Epithelisierung und erzeugen Toxine. Typische Auslöser von Infektionen sind Bakterien oder Pilze. Das Ausmaß der bakteriellen Besiedelung bestimmt die Art und Intensität der klinischen Symptome (▸Tab. 3.7).

Tab. 3.7: Stadien der Wundinfektion [5].

Ausmaß der bakteriellen Besiedelung	Bakterielle Aktivität	Klinische Zeichen
Kontamination	– Bakterien befinden sich auf der Wundoberfläche – Keine Ausbreitung sichtbar	– Keine Heilungsstörungen – Keine sichtbaren Zeichen einer Entzündung/Infektion
Kolonisation	– Bakterien breiten sich aus	– Keine Heilungsstörungen – Keine sichtbaren Zeichen einer Entzündung/Infektion

Tab. 3.7 (fortgesetzt)

Ausmaß der bakteriellen Besiedelung	Bakterielle Aktivität	Klinische Zeichen
Kritische Kolonisation	– Bakterien haben sich ausgebreitet und die Wundoberfläche besiedelt – Die Vielfalt der Bakterienstämme kann zunehmen, ein Biofilm kann entstehen	– Wundheilungsstörungen – Klinische Entzündungszeichen fehlen oder sind subtil – Dunkles Wundgewebe – Fehlendes oder überschießendes Granulationsgewebe – Belag – Eingerollte oder erhabene Wundränder
Lokale Infektion	– Bakterien und/oder ihre Abfallprodukte haben das lokale Gewebe besiedelt	– Wundheilungsstörungen – Meist sichtbare Entzündungszeichen in der Wundumgebung, Wundzerfall, Wundvergrößerung – Deutliche Hautrötung – Zunehmende Schmerzen – Eitriges oder dunkles Exsudat – Unangenehme Geruchsentwicklung – Lokale Erwärmung
Regionale/gestreute Infektion	– Bakterien und/oder ihre Abfallprodukte haben die Wundumgebung besiedelt	– Wundheilungsstörungen – Meist sichtbare Entzündungszeichen – Evtl. systemische Infektionszeichen – Weitläufige deutliche Hautrötung (> 2 cm vom Wundrand) – Verhärtung des umliegenden Gewebes – Fieber – Ödeme in der Wundumgebung – Krankheitsgefühl oder allgemeines Unwohlsein.
Sepsis	– Bakterien und/oder ihre Abfallprodukte sind in die Blutbahn gelangt und können andere Regionen oder Organe besiedeln	– Wundheilungsstörungen – Meist sichtbare Entzündungszeichen – Deutliches Krankheitsgefühl – Organschäden können entstehen – Hohes Fieber – Lymphangitis und regionale Lymphadenopathie – Organinsuffizienzen, möglicherweise Schockzeichen (mit Hypotonie, Tachypnoe, Tachykardie)

3.5 Schmerzerfassung

Die Versorgung von Menschen mit chronischen Wunden ist deshalb so komplex, weil sie neben einer leitliniengerechten Kausalbehandlung der Grunderkrankung, einer assessmentgestützten, leitliniengerechten Lokaltherapie auch die Erfassung und Linderung von typischen Auswirkungen auf die Lebenssituation der Betroffenen umfasst. Zu diesen Auswirkungen gehören (fast immer) Schmerzen und eine eingeschränkte Lebensqualität (▸Kap. 5).

Je nach Therapiezielen können bei geriatrischen/palliativen Patienten sogar die Schmerzlinderung und der Erhalt bzw. die Verbesserung der Lebensqualität höher priorisiert werden als die Wundheilung [6].

Die Erfassung und leitliniengerechte Behandlung von Schmerzen ist kontextabhängig, erfolgt also entweder in Ruhe und/oder bei Manipulation, z. B. beim Verbandwechsel oder Positionswechseln. Das Vorhandensein und das Ausmaß von Schmerzen geben Hinweise auf Wundheilungsstörungen und unterstützen die Therapieevaluation. Die Fähigkeit zur verbalen oder mimischen Schmerzäußerung ist individuell unterschiedlich und von kognitiven und funktionellen Fähigkeiten der Person abhängig. Insbesondere in der geriatrischen Versorgung müssen die Instrumente zur Schmerzerfassung sinnvoll ausgewählt werden, etwa bei Menschen mit demenziellen Erkrankungen. Unzureichend behandelte Schmerzen beeinflussen die Lebensqualität, Therapietreue, Mobilität und Heilungsrate [4]. Neben Schmerzintensität werden auch die Schmerzqualitäten erfragt, die sich je nach Wundart unterscheiden können. Beim Vorhandensein einer Claudicatio intermittens bei einer pAVK werden die Schmerzen etwa als „brennend", „stechend", „nagend" oder „scharf" beschrieben. Je nach Grunderkrankung kann das Schmerzempfinden auch sensorisch beeinträchtigt sein.

Instrumente zur Schmerzerfassung in der Geriatrie werden unterteilt in Instrumente für auskunftsfähige und nicht auskunftsfähige ältere Menschen [7] (▸Tab. 3.8).

Tab. 3.8: Instrumente zum Schmerzassessment.

Auskunftsfähige ältere Menschen (Selbstauskunft)	Nicht auskunftsfähige ältere Menschen (Beobachtungsinstrumente)
Numerische Ratingskala (NRS)	Beurteilung vonSchmerzen bei Demenz (BESD)
Verbale Ratingskala (VRS)	Beobachstungsinstrument für
Visuelle Analogskala (VAS)	das Schmerzassessment bei alten Menschen
Gesichterskalen, z. B. Wong-Baker FACES	mit Demenz (BISAD)
Skala oder Faces Pain Scale-Revised (FPS-R)	Doloplus 2-Skala
	Zurich Observation Pain Assessment (ZOPA®)

3.6 Dokumentation

Die Dokumentation sollte regelmäßig, standardisiert und klar verständlich erfolgen und allen beteiligten Berufsgruppen an zentraler Stelle einsehbar sein. In der Regel werden separate Wunddokumente geführt und, sofern technisch machbar, mit einer digitalen Fotodokumentation ergänzt. Mindestangaben einer Wunddokumentation sind Tabelle 3.9 zu entnehmen.

Speziell für die Versorgung von Menschen mit chronischen Beinulzera liegt inzwischen eine multiprofessionell entwickelte Konsensusempfehlung für die minimale und bei Bedarf erweiterte Wunddokumentation vor [8]. Nach diesen Empfehlungen und den Empfehlungen des Nationalen Expertenstandards zur Pflege von Menschen mit chronischen Wunden [4] sollten neben den in Tabelle 3.9 genannten wundbezogenen Parametern auch Angaben zu patientenberichteten Endpunkten wie Lebensqualität und Selbstmanagement erfasst und dokumentiert werden. Relevante Beobachtungskriterien für die Feststellung und Verlaufsbeobachtung dieser subjektiven Auswirkungen chronischer Wunden sind zentraler Gegenstand des Kapitels 5.

Tab. 3.9: Inhalte der Wunddokumentation.

Merkmal	Beschreibung
Dauer	Zeitangabe in Tagen (evtl. Schätzung, wenn Entstehungszeitpunkt unbekannt, vor Aufnahme)
Lokalisation	Anatomische Nomenklatur, Abbildung mit Körperschema von vorn und hinten
Wundmerkmale	Größe, Tiefe, Wundränder, Wundumgebung, Exsudat, evtl. Fotodokumentation
Schmerzen/ Schmerzmanagement	In Ruhe und bei Manipulation, z. B. Verbandwechsel Analgetikaschema
Heilungsverlauf	Infektionszeichen, Heilungsstadien
Wundmanagement	Wundauflagen, Frequenz der Verbandwechsel, chirurgische Interventionen, Reinigung der Wunde
Besonderheiten	z. B. bakteriologische Untersuchung, ergänzende klinische Untersuchungen

Literaturverzeichnis

[1] National Pressure Ulcer Advisory Panel, European Pressure Ulcer Advisory Panel, Pan Pacific Pressure Injury Alliance. Prevention and Treatment of Pressure Ulcers: Clinical Practice Guideline. Emily Haesler (Ed.). Perth, Australia, Cambridge Media, 2014.
[2] Schröder G, Kottner J (Hrsg.) Dekubitus und Dekubitusprophylaxe. Bern: Huber Verlag; 2012.

[3]   Deutsche Gesellschaft für Wundheilung und Wundbehandlung e. V. Lokaltherapie chronischer
      Wunden bei Patienten mit den Risiken periphere arterielle Verschlusskrankheit, Diabetes
      mellitus, chronische venöse Insuffizienz. Version 1, AWMF-Register Nr. 091/001, Stand
      12 06. 2012; www.awmf.org/mwg-internal/de5fs23hu73ds/progress?id=L0PZBGBpkb91SRdY-
      JCNza69mQIFdU6V1YDgbONyLbw, letzter Zugriff am 17. 07. 2017.
[4]   Deutsches Netzwerk für Qualitätsentwicklung in der Pflege (Hrsg.). Expertenstandard
      „Pflege von Menschen mit chronischen Wunden – 1. Aktualisierung 2015". Schriftenreihe
      des Deutschen Netzwerks für Qualitätsentwicklung in der Pflege. Osnabrück; 2015.
[5]   The Royal Children's Hospital Melbourne: Clinical guidelines (Nursing): Woundcare.
      www.rch.org.au (letzter Zugriff 10. 07. 2017).
[6]   Bültmann A, Riepe G. Wundversorgung im Alter. Heilberufe spezial: der alte Patient.
      2017;69(1):32–34.
[7]   Dräger D, Könner F, Budnik A, Kreutz R, Kopf A. Schmerz im Alter. Berlin/Boston: De Gruyter;
      2014.
[8]   Heyer K, Herberger K, Protz K, Mayer A, Dissemond J, Debus S, Augustin M et al. Nationaler
      Konsensus zu Wunddokumentation beim Ulcus cruris. Teil 1: Routineversorgung – „Standard-
      Dataset" und Minimum-Dataset". Der Hausarzt. 05 July 2017 (online), DOI: 10.1007/s00105-
      017-4011-7.

Rahel Eckardt-Felmberg und Nadja El-Zidy

4 Moderne Wundbehandlung

4.1 Einleitung

Über viele Jahrhunderte galten das Austrocknen von Wunden mit textilen Wundauflagen sowie ein häufiger Verbandwechsel als Standard in der Wundversorgung.

Erst 1962 wies der englische Biologe George Winter die Vorteile einer feuchten
gegenüber einer trockenen Wundversorgung anhand der Wundheilung bei Schwei-
nen nach. Unter einem warm-feuchten Folienverband bildete sich bereits nach drei
Tagen Epithelgewebe, wohingegen unter der konventionellen Versorgung mit Kompressen noch kein Heilungserfolg zu beobachten war [1].

Die Vorteile einer feuchten Wundversorgung in der Versorgung sekundär hei-
lender, chronischer Wunden sind heute unstrittig und wissenschaftlich gut belegt
[2]. Ausnahme bildet die Behandlung trockener Nekrosen bei fortgeschrittener arterieller Durchblutungsstörung, hier wird eine trockene Wundbehandlung empfohlen.

Neue Erkenntnisse zur Physiologie und Pathophysiologie der Wundheilung
führten in den letzten 15 Jahren zu einer rasanten Entwicklung zahlreicher neuer
Methoden und Behandlungsansätze einhergehend mit einer großen Präparateviel-
falt vor allem für die feuchte, hydroaktive Wundbehandlung. Die Studienlage hinsichtlich der Überlegenheit einzelner Produkte oder Produktklassen ist aufgrund
der Heterogenität der Patienten und ihrer Wunden uneinheitlich und schlecht. Damit fehlen leider auch evidenzbasierte Therapieempfehlungen für diejenigen Patienten, die vorrangig an chronischen Wunden leiden: ältere bzw. geriatrische Patienten.

In Deutschland werden jedes Jahr Beträge in Milliardenhöhe für die ambulante
sowie stationäre Behandlung von Patienten mit schlecht heilenden Wunden ausge-
geben. Dabei ist die isolierte Betrachtung reiner Materialkosten wenig zielführend.
Die Verwendung hydroaktiver Wundauflagen ist zwar teurer, doch durch eine im
Vergleich zur trockenen Wundbehandlung geringere Anzahl an personalintensiven
Verbandwechseln sowie beschleunigte Wundheilung kommt es in der Gesamt-
schau zu einer Reduktion der Therapiekosten. Für den Patienten bedeutet dies in
der Regel einen Zuwachs an Lebensqualität.

In diesem Kapitel werden die verschiedenen Maßnahmen der Wundreinigung
inkl. der Verfahren des Debridements sowie die bei der Lokaltherapie chronischer
Wunden eingesetzten Produktklassen mit ihren Eigenschaften und Indikationen
dargestellt. Dies soll in dem manchmal unüberschaubaren Angebot an Wundauflagen und -materialien den Überblick erleichtern.

https://doi.org/10.1515/9783110501803-004

! Der beste Verband nützt nichts, wenn die Ursachen nicht behandelt werden. Das heißt: Erst durch eine Behandlung kardiovaskulärer Risikofaktoren, konsequente Druckentlastung beim Dekubitus und neuropathischen diabetischen Fuß, Infektionskontrolle, Debridement oder ggf. auch interventionelle oder operative Eingriffe ist es möglich, den Heilungsprozess adäquat zu starten und Wunden zur Abheilung zu bringen.

4.2 Wundreinigung

Wundreinigung ist definiert als „Abtragung von avitalem Gewebe, Nekrosen, Belägen und/oder Entfernung von Fremdkörpern bis an intakte anatomische Strukturen heran, unter Erhalt von Granulationsgewebe".

Die Wundreinigung ist wesentlicher Bestandteil der Wundtherapie. Sie dient der Reduzierung von schädlichen Keimen und der Entfernung von bereits abgestorbenem Gewebe. Dadurch wird die Wunde auf weitere Behandlungsmaßnahmen vorbereitet. Zur Wundreinigung werden verschiedene Spüllösungen und Antiseptika verwendet, zudem können verschiedene Debridementverfahren zum Einsatz kommen.

Auf der Grundlage der Literatur ergeben sich keine Aussagen für einen Vorteil einzelner Spüllösungen. Zur aktiven periodischen Wundreinigung werden bevorzugt neutrale, wirkstofffreie Lösungen empfohlen. Bei Verdacht auf das Vorliegen einer erregerbedingten Entzündung ist der Einsatz von Antiseptika zu erwägen [3].

4.2.1 Spüllösungen

Geeignete Spüllösungen sollten physiologisch, steril, nicht resorbierbar, farblos, nicht reizend oder ätzend, möglichst wenig oder nicht schmerzauslösend, mindestens 28 °C warm bis körperwarm sein und keinen Eiweißfehler aufweisen.

Zum Spülen von Wunden oder zum Befeuchten von Verbänden können physiologische Kochsalzlösung sowie Ringerlösung eingesetzt werden, die neben Kochsalz zusätzlich Kaliumchloridionen und Calciumionen enthält. Die Überlegenheit von Ringerlösung gegenüber einer 0,9 %-igen Kochsalzlösung konnte wissenschaftlich bisher nicht nachgewiesen werden.

Der Einsatz von Leitungswasser zur Wundspülung ist bei Verwendung endständiger Sterilfilter am Wasserauslass, die für die nötige mikrobiologische Reinheit sorgen, zulässig, allerdings sollten diese Filter täglich gewechselt werden [4]. Die Spülung von Wunden mit Alkohol, Ethacridinlactat (Rivanol®), Wasserstoffperoxid, 10- bzw. 20 %-iger Kochsalzlösung oder Glucoselösung gilt heute als obsolet.

4.2.2 Antiseptika

Antiseptika sind Wundreinigungsmittel, die bakterielle, virale und andere mikrobielle Erreger von Infektionskrankheiten zerstören, indem sie die Zellwand der Keime zerstören und die Enzymaktivität hemmen. Sie werden zur Desinfektion von Wunden eingesetzt, können aber auch prophylaktisch zur Reinigung von Haut und Schleimhäuten verwendet werden.

Anforderungen an Antiseptika

Ein Antiseptikum sollte möglichst schnell wirken und verschiedene Krankheitserreger sicher abtöten. Es sollte zudem ein breites Wirkungsspektrum aufweisen, d. h. gegen Bakterien, Viren, Pilze und andere Mikroorganismen wirken. Ebenso wichtig sind eine gute Verträglichkeit, geringe Inaktivierung durch körpereigene Substanzen wie Eiter oder Blut, geringe Geruchsentwicklung sowie optimale Haltbarkeit.

Tabelle 4.1 stellt die Antiseptika gegenüber, die von der Deutschen Gesellschaft für Krankenhaushygiene ohne Bedenken zugelassen sind.

Tab. 4.1: **Präparate erster Wahl zur antiseptischen Therapie.**

	Wirkspektrum	Anwendung	Bemerkungen
Polihexanid	grampositive und gramnegative Bakterien, Pilze; nicht wirksam gegen Viren und Sporen	– Einwirkzeit 10–15 min – als Gel zum Befeuchten und Reinigen von Wunden und für konservierende Verbände geeignet – darf nicht angewendet werden zur Spülung der Bauchhöhle	– keine Resistenzentwicklung – kein Eiweißfehler – selten Auftreten allergischer Reaktionen
Octenisept	grampositive und gramnegative Bakterien, Pilze, Hefen, lipophile Viren (HSV, HBV)	– Einwirkzeit 1–2 min, unverdünnt anzuwenden, – darf nicht unter Druck angewendet werden (Gefahr von Nekrosen) – nicht für Spülungen der Bauchhöhle und Harnblase geeignet, wenn Abfluss nicht sichergestellt (Gefahr des Entstehens von Ödemen/Gewebeschädigungen)	– keine Resistenzentwicklung – selten Brennen möglich

Tab. 4.1 (fortgesetzt)

	Wirkspektrum	Anwendung	Bemerkungen
PVP-Jod	breites Wirkspektrum incl. Hefen, Viren, Pilze	– schneller Wirkeintritt < 1 Minute – verringerte Wirksamkeit in Gegenwart von Blut und Eiweißen (Eiweißfehler) – Verfärbung der Wunde beeinträchtigt die Beurteilbarkeit der Wunde – Entfärbung zeigt Nachlassen der Wirksamkeit an – zeitlich begrenzter Einsatz bei Infektionen, bei verunreinigten Akutwunden, in verdünnter Lösung 1 : 10 zur Spülung tiefer Wunden einschließlich Körperhöhlen – keine Anwendung bei Schilddrüsenerkrankungen, Radiojodtherapie, Jodempfindlichkeit, Schwangerschaft, Stillzeit	– keine Resistenzentwicklung – Jucken und Brennen im Wundbereich möglich

! Dank der guten Gewebeverträglichkeit und der wundheilungsfördernden Wirkung wird Polihexanid bei schlecht heilenden chronischen und sehr empfindlichen Wunden bevorzugt empfohlen [5].

4.2.3 Debridement

Die Beseitigung von abgestorbenem Gewebe ist maßgeblich für eine erfolgreiche Wundbehandlung. Das Debridement kann mechanisch, chirurgisch, autolytisch, enzymatisch und biochirurgisch erfolgen.

Mechanisches Debridement

Beim mechanischen Debridement werden mittels Mullkompressen, geeigneten Wundspülungslösungen oder steril filtriertem Leitungswasser Beläge und Zelltrümmer physikalisch aus der Wunde entfernt.

Chirurgisches Debridement

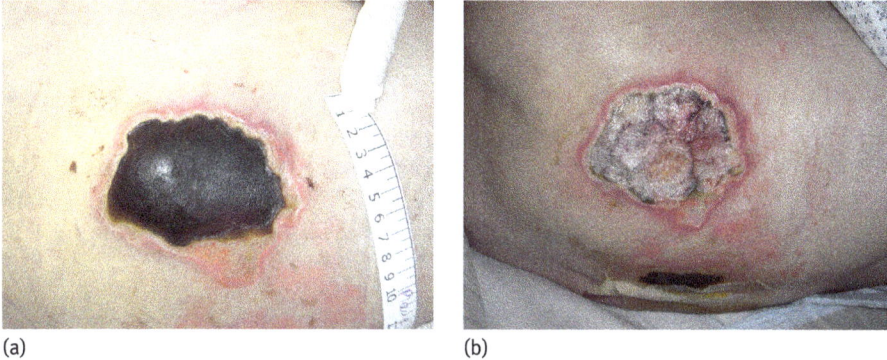

(a)   (b)

Abb. 4.1: Nekrose über dem Trochanter major (a) vor und (b) nach Abtragen der Nekrose.

Beim chirurgischen Debridement erfolgt eine radikale Abtragung von avitalem Gewebe bis in intakte anatomische Strukturen. Es stellt die schnellste und effektivste Art der Wundreinigung dar. Nekrosen und Beläge werden dabei mit Skalpell, Pinzette, Ringkürette, scharfem Löffel von der Wundoberfläche entfernt. Ggf. ist eine Kurznarkose oder eine Lokalanästhesie z.B. mit EMLA®-Creme erforderlich. Ein chirurgisches Debridement ist insbesondere bei lokalen Entzündungszeichen, systemischer Infektion sowie großflächigen Nekrosen bzw. Belägen indiziert.

Autolytisches Debridement

Beim autolytischen Debridement wird über die Zufuhr von Feuchtigkeit ein Aufquellen nekrotischer Beläge erzielt, wodurch sich diese dann beim nächsten Verbandwechsel leichter mechanisch mittels Kompresse bzw. chirurgisch mit scharfem Löffel, Skalpell, etc. entfernen lassen. Prinzipiell eignen sich alle hydroaktiven Verbände für ein autolytisches Debridement, aufgrund ihres hohen Wassergehaltes sind Hydrogele hier aber besonders gut geeignet.

Die Gefahr einer Mazeration der Haut gilt es zu beachten. Das autolytische Debridement ist ein schonendes und selektives Verfahren, allerdings dauert die Behandlung oft lange und ist dadurch kostenintensiver.

Bei pAVK ohne vorherige gefäßchirurgische Versorgung dürfen keine Nekrosen an den Extremitäten mittels autolytischen Debridements therapiert werden, da die Gefahr der Entwicklung einer feuchten Gangrän besteht. Hier sollte eine trockene Wundbehandlung durchgeführt werden. **!**

Enzymatisches Debridement

Beim enzymatischen Debridement werden mithilfe von Enzymen Nekrosen und Fibrinbeläge proteolytisch aufgespalten. Zur Anwendung kommen Clostridopeptidase A (Iruxolsalbe®) und Streptokinase/Streptodornase (Varidase N®). Beide Präparate wirken nur, wenn sie unterhalb der Nekrose aufgetragen werden und die Wunde ausreichend befeuchtet ist, da die Enzyme auf trockenen Nekrosen wirkungslos sind. Sie sollten nicht auf gesundes Gewebe aufgetragen werden, da dies den Patienten Schmerzen bereiten kann.

Information

Enzymatisches Debridement dauert lange. Aufgrund der kurzen Wirksamkeit und konsekutiv häufiger Verbandwechsel sind sie kein wirtschaftlicher Ersatz für ein effektives chirurgisches Debridement. Sie nehmen daher in der modernen Wundversorgung nur noch einen untergeordneten Stellenwert ein.

Bioenzymatisches Debridement (Madentherapie)

Bei der bioenzymatischen Therapie werden sterile Fliegenlarven der Schmeißfliegenart Lucilia sericata eingesetzt. Unter optimalen Temperaturbedingungen entwickeln sich die Larven innerhalb von 1 Woche zu ca. 1 cm großen Maden. Sie sondern ein Enzym ab, welches proteolytische Enzyme zur Verdauung von totem Gewebe enthält und Fibrinbeläge und Nekrosen verflüssigt. So entsteht ein Wundbrei, von dem sich die Maden ernähren.

Das Sekret der Fliegenmaden wirkt antibakteriell und enthält wachstumsfördernde Faktoren, welche die Wundheilung zusätzlich stimulieren.

Therapielarven sind als verschreibungspflichtiges Fertigarzneimittel zugelassen.

Die Madentherapie eignet sich bei chronischen, schlecht heilenden Wunden (Dekubitus, Ulcera venöser, arterieller und diabetischer Genese) sowie infizierten und infektionsgefährdeten Wunden. Kontraindikationen stellen leicht blutende Wunden, Wunden mit Kontakt zu Körperhöhlen oder inneren Organen dar.

Anwendungshinweise

Die Maden werden vom Hersteller BioMonde® in 2 Formen geliefert: als „Freiläufer" oder in sog. Bio-Bags. Sie sollen innerhalb von 12 Stunden nach Auslieferung auf die Wunde aufgetragen werden, ansonsten kühl bei 4–8 °C und lichtgeschützt gelagert werden.

Die Wunde wird mit physiologischer Kochsalzlösung gereinigt (kein Desinfektionsmittel verwenden), die Wundränder abgetrocknet. Freiläufer bzw. Bio-Bags werden direkt aus dem Kühlschrank auf die Wunde aufgelegt, da sie in gekühltem Zustand nicht so beweglich sind. Die Maden sollten locker mit einer Mull- oder Saugkompresse abgedeckt und der Verband fixiert werden. Eine tägliche Inspektion des Verbands ist anzuraten. Die Maden werden 2–4 Tage auf der Wunde belassen, dann hat sich die Anfangsgröße um das 10 bis 20-fache gesteigert. Die Anwendung kann bei größeren chronischen Wunden 3–5 mal, im Einzelfall auch öfter wiederholt werden.

Vorteile
- hohe Effektivität
- lange Wirksamkeit (Verweildauer 3–5 Tage)
- gewebeschonend, Selektivität auf avitales Gewebe

Nachteile
- Kosten der Therapie (ca. 1 Euro pro Made)
- Planung der Bestellung
- Umgang mit der Madentherapie setzt Erfahrung/Training voraus
- Kribbeln auf der Haut vor allem bei Kontakt mit gesunder Haut; selten Schmerzen
- psychische Akzeptanz bei Patient und Behandlern

Die Wunde sollte nicht zu trocken und nicht zu feucht sein, der Verband nicht komprimiert bzw. okklusiv verbunden werden und die Patienten nicht auf dem Verband liegen, da die Maden sonst absterben! **!**

4.3 Wundauflagen

4.3.1 Anforderungen an Wundauflagen

An Wundauflagen werden heute komplexe Anforderungen gestellt, die im Folgenden dargestellt sind (zusammengefasst nach [6,7])
- Aufrechterhaltung eines feuchten Milieus im Bereich der Wunde
- Aufnahme und Entfernung von überschüssigem Exsudat, Schutz vor Mazeration
- Thermostabilität
- Semipermeabilität: Ermöglichung des Gasaustausches
- Schutz vor Sekundärinfektion
- möglichst schmerz- und rückstandsfreie Entfernung
- gute Gewebeverträglichkeit
- geringe allergene Potenz
- keine Abgabe von Fremdstoffen, Fasern, Partikeln etc.
- Transparenz der Auflage für eine bessere Wundbeurteilung
- einfache, sichere Handhabung
- wirtschaftliche Anwendung

4.3.2 Auswahl von Wundauflagen

Die lokale Wundtherapie setzt Kenntnisse über Material und Anwendung, Indikationen, Kontraindikationen, Allergien und ein mögliches Toxizitätspotenzial voraus, die in nachfolgendem Algorithmus zusammengefasst sind [8] (▶ Abb. 4.2).

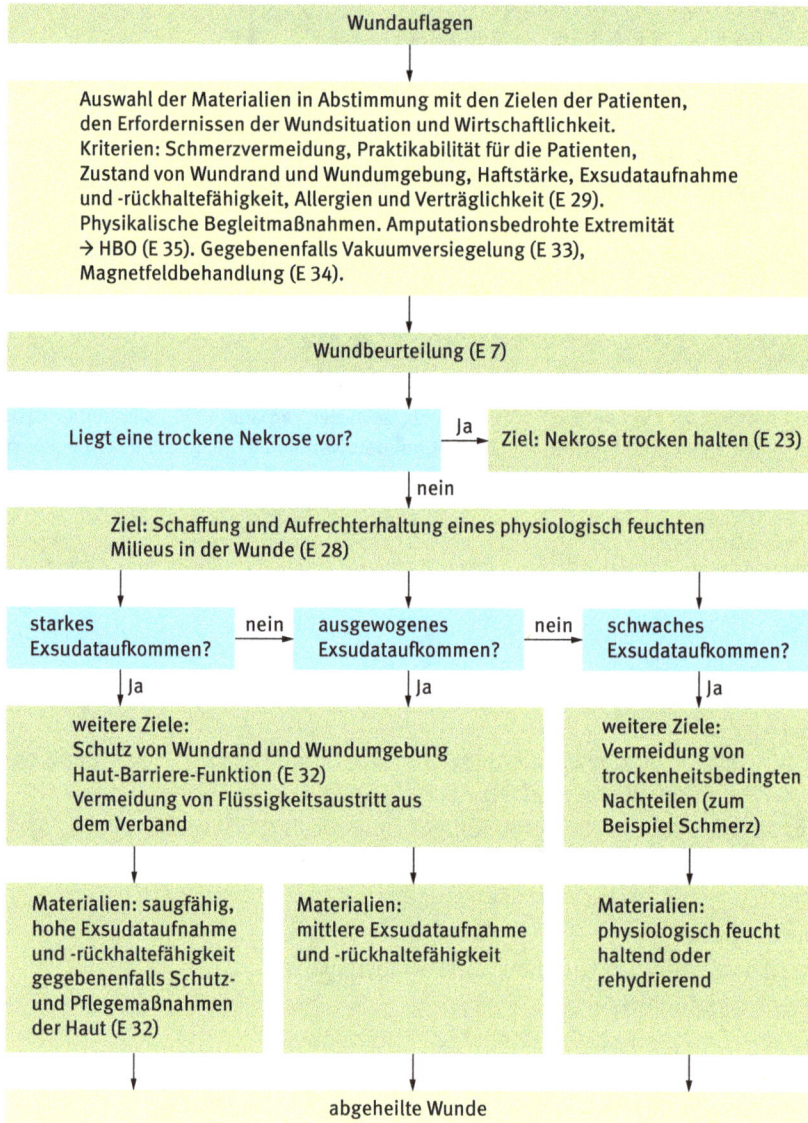

Wundauflagen

Auswahl der Materialien in Abstimmung mit den Zielen der Patienten, den Erfordernissen der Wundsituation und Wirtschaftlichkeit. Kriterien: Schmerzvermeidung, Praktikabilität für die Patienten, Zustand von Wundrand und Wundumgebung, Haftstärke, Exsudataufnahme und -rückhaltefähigkeit, Allergien und Verträglichkeit (E 29). Physikalische Begleitmaßnahmen. Amputationsbedrohte Extremität → HBO (E 35). Gegebenenfalls Vakuumversiegelung (E 33), Magnetfeldbehandlung (E 34).

Wundbeurteilung (E 7)

| Liegt eine trockene Nekrose vor? | Ja → Ziel: Nekrose trocken halten (E 23) |

nein

Ziel: Schaffung und Aufrechterhaltung eines physiologisch feuchten Milieus in der Wunde (E 28)

| starkes Exsudataufkommen? | nein → | ausgewogenes Exsudataufkommen? | nein → | schwaches Exsudataufkommen? |

Ja | Ja | Ja

| weitere Ziele: Schutz von Wundrand und Wundumgebung Haut-Barriere-Funktion (E 32) Vermeidung von Flüssigkeitsaustritt aus dem Verband | | weitere Ziele: Vermeidung von trockenheitsbedingten Nachteilen (zum Beispiel Schmerz) |

| Materialien: saugfähig, hohe Exsudataufnahme und -rückhaltefähigkeit gegebenenfalls Schutz- und Pflegemaßnahmen der Haut (E 32) | Materialien: mittlere Exsudataufnahme und -rückhaltefähigkeit | Materialien: physiologisch feucht haltend oder rehydrierend |

abgeheilte Wunde

Algorithmus Wundauflagen
E, Empfehlung; HBO, hyperbare Sauerstofftherapie

Abb. 4.2: Algorithmus Wundauflagen.

Nach dem heutigen Stand der Forschung zur Wirksamkeit verschiedener Wundauflagen können keine klaren Empfehlungen für bestimmte Wundauflagen ausge-
sprochen werden. Es konnte bisher keine klare Überlegenheit einer bestimmten
Produktgruppe, wie z. B. Schaumstoffe, Hydrokolloide, Alginate, Hydrofasern,
feuchte Kompressen, Gaze oder Folienverbände, nachgewiesen werden. Daher
wurden von Experten Kriterien konsentiert, an denen sich die Auswahl von Wundauflagen orientieren sollte (▸Tab. 4.1).

Tab. 4.1: **Kriterien zur Auswahl von Wundauflagen und topischen Anwendungen.**

- Gemeinsam mit den Patienten getroffene Entscheidung für eine Therapiemaßnahme auf
  der Grundlage patientenindividueller Präferenzen und der allgemeinen Therapieziele
- Berücksichtigung der Erfordernisse der Wundsituation
- Berücksichtigung der Wirtschaftlichkeit
- Erhaltung und Schaffung eines physiologisch feuchten Milieus am Wundgrund
- Vermeidung von Flüssigkeitsaustritt aus dem Verband
- Regelmäßige Durchführung von Verbandwechseln, angepasst an die Grunderkrankung,
  Erfordernisse der Wunde und Ziele des Patienten
- Vermeidung von Schmerzen
- Praktikabilität für den Patienten
- Vermeidung von Mazeration und Austrocknung des Wundrandes und der Wundumgebung
- Erhalt der Haut-Barrierefunktion ggf. durch zusätzliche Schutz- und Pflegemaßnahmen
- Berücksichtigung der Haftstärke, Exsudataufnahme- und Exsudatrückhaltefähigkeit
  der Materialien
- Allergie und Verträglichkeit

4.3.3 Produktgruppen von Wundauflagen

Bei einer großen Produktpalette auf dem Markt befindlicher Wundauflagen bietet
sich eine Unterteilung in Produktgruppen an. Man unterscheidet dabei inaktive,
interaktive (hydroaktive) und aktive Wundauflagen.
Vor- und Nachteile, Indikationen und Kontraindikationen der jeweiligen Wundauflagen sind in Tabelle 4.2 zusammengefasst.

4.3.3.1 Inaktive Wundauflagen
Inaktive oder konventionelle Wundauflagen sind sehr saugfähig, schaffen aber
kein die Wundheilung förderndes Mikromilieu. Um ein feuchtes Wundklima auf-
rechtzuerhalten, werden sie in der Regel mit physiologischer Kochsalzlösung getränkt und mit einer Folie oder Pflaster abgedeckt.

Tab. 4.2: Wundauflagen

	Vorteile	Nachteile	Indikationen	Kontraindikationen
Mullkompressen	– hohe Saugfähigkeit – mechanischer und thermischer Schutz der Wunde – gute reinigende Wirkung (mechanisches Debridement mit Auswischen von schmierig belegten Wunden) aufgrund der rauen Gitterstruktur – niedriger Preis	– häufige Verbandwechsel – keine sichere Keimbarriere – Gefahr des Austrocknens der Wunde – mögliches Antrocknen der Kompresse/Verkleben mit der Wunde	– trockene Wundbehandlung – als Primärverband bei verschmutzten, blutenden und/oder stark sezernierenden Wunden – bei Wunden mit Sickerblutung (Druckverband) – zur Wundreinigung trocken oder mit Spüllösung getränkt	– schwach sezernierende oder trockene Wunden in der Granulations- und Epithelisierungsphase (Gefahr eines Verklebens von Auflage und Wunde mit Abreißen von frisch gebildetem Gewebe)
Saugkompressen	– sehr hohe Saugfähigkeit – Aufnahme von Bakterien und Zelltrümmern mit der Flüssigkeit – hochkompressibel, d. h. auch unter Kompressionsverbänden keine Flüssigkeitsabgabe – gute Polstereigenschaften	– häufige Verbandwechsel – Fixiermaterial erforderlich – mögliches Antrocknen der Kompresse/Verkleben mit der Wunde	– Erstabdeckung postoperativer Wunden – als Primärverband bei stark nässenden Wunden bei häufigen Verbandwechseln – als Sekundärverband zur saugstarken Abdeckung eines Primärverbandes (z. B. Alginat)	– trockene Wunden bzw. Wunden mit geringer Sekretion
Imprägnierte Wundgazen	– ermöglichen freien Sekretabfluss – verhindern das Verkleben von Sekundärverband und Wunde	– schlechtere Entfernbarkeit von mit Paraffin oder Vaseline imprägnierten Gazen durch ihre wasserabweisende Wirkung – Behinderung des Exsudatabflusses mit Gefahr einer vollständigen Okklusion (feuchte Kammer – Infektionsgefahr) bei mehrlagiger Applikation paraffinhaltiger Gazen	– oberflächliche, mäßig stark exsudierende Wunden zum Schutz vor Verkleben – Schürf- und Verbrennungswunden	– zu trockene Wunden (Gefahr des Verklebens) – infizierte Wunden

Wundfolien	– gute Wundbeobachtung durch die Transparenz der Folie – wasserfest, gut geeignet als Schutz zum Duschen oder Baden – selbstklebend	– sehr geringes Aufnahmevermögen von Flüssigkeit – keine Haftung auf feuchter oder fettiger Haut	– Abdeckung von postoperativ primär verschlossenen Wunden – als primäre Wundauflage bei trockenen bis schwach sezernierenden Wunden in der Epithelisierungsphase – als Duschpflaster bei chirurgischer Naht – als sekundäre Wundauflage zur Fixierung anderer Produkte – auf Spalthautentnahmestellen – zur Fixierung von Kathetern, Kanülen, Sonden, Drainagen	– feuchte Wunden – blutende Wunden – infizierte Wunden – nekrotische Wunden
Hydrokolloide	– Feuchthaltung der Wunde – Förderung der Granulation – kein Sekundärverband bei selbstklebenden Hydrokolloiden	– keine gute Anpassung an stärker gekrümmten Oberflächen (Körperakren) – schlechte Haftung auf feuchter Haut – Verwechslungsgefahr mit Eiter – Mazerationsgefahr der Umgebungshaut	– flache, oberflächliche, gering sezernierende Wunden – OP-Nähte (dünne Hydrokolloide) – Hautschutz bei oberflächlichen Abschürfungen – Schutz vor Druckstellen von Schlauchsystemen auf der Haut – Verbrennungen I. und II. Grades	– infizierte Wunden – stark exsudierende und blutende Wunden – freiliegende Knochen und Sehnen – trockene und feuchte Gangrän – Verbrennungen III. Grades
Hydropolymere	– mäßiges bis sehr hohes Flüssigkeitsaufnahmevermögen (bis zum 10-fachen des Eigengewichts) – erhebliche Kompressibilität des Schaumstoffs ohne Sekretverlust in	– nur bei ausreichender Exsudatmenge einsetzbar – Hypergranulation möglich	– Wunden mit mäßiger bis starker Sekretion	– trockene und feuchte Gangrän – nekrotische Wunden – Verbrennungen III. Grades – Wunden mit freiliegenden Sehnen oder Knochen

Tab. 4.2 (fortgesetzt)

	Vorteile	Nachteile	Indikationen	Kontraindikationen
	die Umgebung (gestattet Verwendung auch unter Kompressionsverbänden) – gut polsternde Eigenschaften – relativ formstabil auch nach Aufquellen – hohe Elastizität erlaubt Anwendung auch im Gelenkbereich – einfache Handhabung			
Alginate	– hohe Aufnahmekapazität bis zum 20-fachen des Eigengewichtes – gut tamponierbar – blutstillende Wirkung – kein Verkleben mit der Wunde – Zerschneiden möglich	– Sekundärverband erforderlich – Austrocknungsgefahr aufgrund der ausgeprägten hydrophilen Eigenschaften (vorher mit physiologischer NaCl- oder Ringer-Lösung anfeuchten) – Gefahr der Mazeration bei Überlappen auf gesunde Haut	– mäßig bis stark sezernierende Wunden – zerklüftete oder unterminierte Wunden – tiefe Wunden, Wundhöhlen – infizierte Wunden – blutende Wunden	– schwach sezernierende bis trockene Wunden, verkrustete Wunden – trockene Nekrosen, trockene Gangrän – Verbrennungen III. Grades
Hydrofasern	– großes und rasches Saugvermögen für Flüssigkeiten – geringe Mazerationsgefahr, da Speicherung des Exsudats in vertikaler Richtung, nur minimale horizontale Flüssigkeitsausbreitung	– ausreichende Exsudat- menge für die Gelbildung erforderlich – Sekundärverband erforderlich	– nässende akute und chronische Wunden, v. a. bei Mazerationsgefahr	– schwach sezernierende bis trockene Wunden – trockene Nekrosen, trockene Gangrän

	Eigenschaften	Indikation	Sekundärverband	Kontraindikation
Hydrogele	– Feuchthaltung trockener Wunden – Transparent: gute Wundkontrolle möglich – kühlender Effekt, angenehm bei Verbrennungswunden – kein Verkleben mit dem Wundgrund – schmerzfreier Verbandwechsel	– auf nekrotisch belegten trockenen Wunden mit dem Ziel der Rehydratation des Gewebes und Lösen von Nekrosen und Fibrinbelägen – Verbrennungen I. und II. Grades – Schutz von austrocknungsgefährdeten Geweben wie Sehnen, Periost	– Sekundärverband dringend erforderlich	– stärker exsudierende Wunden – infizierte Wunden – blutende Wunden – Verbrennungen III. Grades – Nekrosen bei unbehandelter pAVK
MMP-Inhibitoren	– normalisieren das Mikromilieu der Wunde – erleichtern die Reepithelisierung	– chirurgisch, enzymatisch und autolytisch gereinigte Wunden mit Granulationsgewebe ohne ausreichende Heilungstendenz	– Sekundärverband erforderlich – nicht über den Wundrand legen, da Verkleben möglich	– klinisch infizierte Wunden – Wunden mit nekrotischem Gewebe – nicht gemeinsam mit eiweißausfällenden Substanzen wie Jod sowie Antiseptika anwenden
Hydrophobe Wundauflagen/ Saugsysteme	– sehr hohes Saugvermögen – gute Entfernung von Keimen aus der Wunde – keine Resistenzentwicklung	– zur Reinigung von kontaminierten, infektionsgefährdeten sowie infizierten Wunden – bei mäßiger bis stärkerer Wundsekretion	– je nach Auflage Sekundärverband erforderlich	– trockene Wunden – keine Anwendung mit Salben, Cremes oder Ölen, da die hydrophobe Wechselwirkung so nicht stattfindet
Aktivkohle	– hohes Aufnahmevermögen von Flüssigkeit – Bindung von Bakterien und Eiweißmolekülen (antimikrobiell) – effektive Geruchsbindung	– infizierte Wunden mit unangenehmer Geruchsbildung (z. B. ulzerierende Tumoren, Dekubitalulzera)	– Verkleben mit dem Wundgrund bei zu trockener Wunde (vor dem Entfernen der Aktivkohle Wunde gut befeuchten) – nicht zerschneiden, da hierbei Kohlepartikel in die Wunde geraten – Sekundärverband erforderlich	keine Angaben der Hersteller

Die Tabelle erhebt keinen Anspruch auf Vollständigkeit. Die Angaben entbinden nicht von der Verpflichtung, sich anhand der Herstellerinformationen über die korrekte Anwendung der jeweiligen Wundauflagen zu informieren.
MMP: Matrix-Metalloproteinasen

Mullkompressen

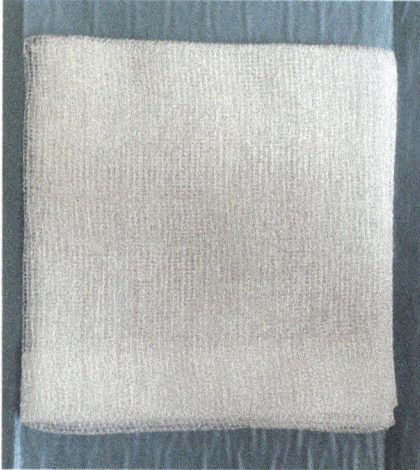

Abb. 4.3

Mullkompressen sind weich, luftdurchlässig und saugstark. Sie bestehen aus gewebten Baumwoll- und/oder Viskosefasern und sind vielfach gefaltet. Durch nach innen vernähte Kanten können kaum Randfäden abgehen, die Wunden bleiben dadurch sauber von „Fusseln".

Saugkompressen

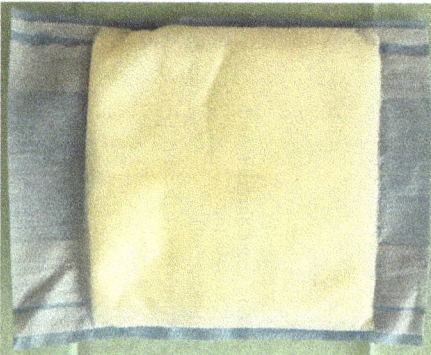

Abb. 4.4

Saugkompressen sind Wundauflagen mit einem Zellstoff-Flocken-Kern, umhüllt von einem nicht wundhaftenden, flüssigkeitsverteilenden Vlies. Die Rückseite der Kompresse ist meistens farblich gekennzeichnet und wasserhemmend ausgerüstet, um ein Durchschlagen des Sekretes zu verhindern.

Sonderform: Wundgazen

Gazen sind nicht haftende Verbände aus Baumwolle-, Viskose- oder Polyesterfasern, die mit Vaseline, Paraffin, hydrophilen Emulsionen oder seltener wirkstoffhaltigen Präparationen getränkt sind. Eine Sonderform stellt Mepitel® dar, hier ist ein Polyamidnetz mit Silikon beschichtet, welches für mehrere Tage auf der Wunde belassen werden kann.

Imprägnierte Wundgazen

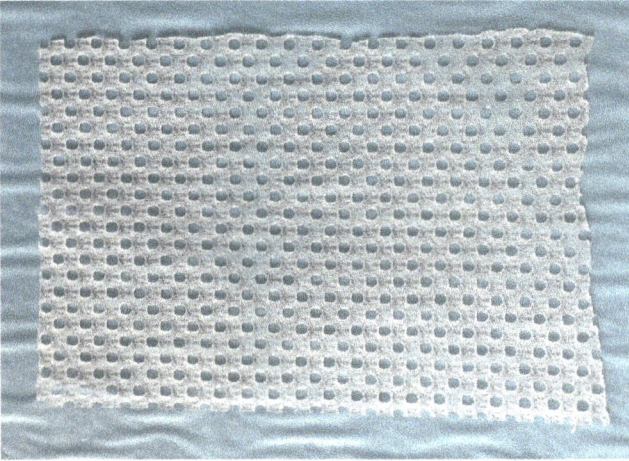

Abb. 4.5

4.3.3.2 Interaktive (hydroaktive) Wundauflagen

Interaktive Wundauflagen sorgen für ein optimales feuchtes Wundklima und fördern so die Wundheilung.

Klassifikation interaktiver Wundauflagen

- Transparentverband (Film)
- Hydrokolloide
- Hydropolymere
- Alginate
- Hydrofasern
- Hydrogele

Sonderform: Interaktive Wundauflagen mit antibakterieller/geruchsbindender Wirkung

- Hydrophobe Wundauflagen (Saugsysteme)
- Aktivkohleverband
- Silberhaltige Wundauflagen

Transparentverband (Folien/Polyurethan-Filme)

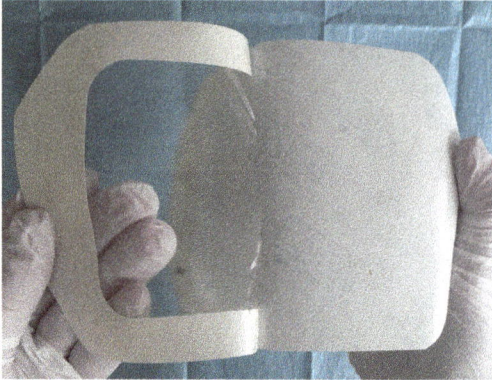

Abb. 4.6

Transparentverbände als Folien oder Polyurethan-Filme sind semipermeabel, d. h. sie ermöglichen den Luft- und Wasserdampfaustausch von innen nach außen und verhindern ein Eindringen von Wasser und Mikroorganismen von außen nach innen.

Sie liegen in unterschiedlichen Konfektionen vor, die sich durch die Wasserdurchlässigkeit unterscheiden:

OP-Inzisionsfolien (200–850 ml H_2O Durchlässigkeit/m² in 24 h) eignen sich nur für einen vorübergehenden Einsatz. Bei mehrstündigem Tragen droht die Mazeration der Wundumgebung.

Wundabdeckfolien (1100–3000 ml H_2O Durchlässigkeit/m² in 24 h) können dagegen länger verweilen.

Aufgetragen werden Transparentverbände mit einem Kleberand von 2–3 cm über dem Wundrand auf die trockene und fettfreie Haut.

Wenn für eine ausreichende Absorption des Wundsekrets durch einen Wundfüller (z. B. Alginat) gesorgt ist, kann ein solcher Verband für mehrere Tage belassen werden.

Hydrokolloide

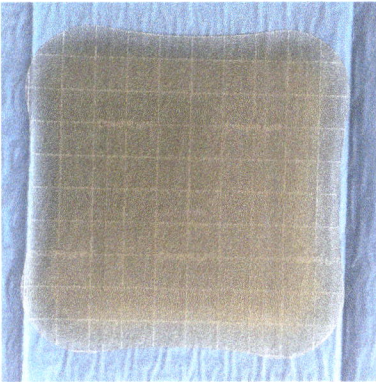

Abb. 4.7

Hydrokolloide sind zweischichtige Systeme bestehend aus einer semipermeablen Deckschicht aus Polyurethanfolie und der Innenschicht, die aus Mikrogranula aufgebaut ist. Die einzelnen Hersteller bieten die Hydrokolloide in unterschiedlichen Dicken an.

Hydrokolloide gelten als okklusive Verbände. Die Deckschicht erlaubt zwar ein Abdampfen von Sauerstoff und Wasserdampf. Unter dem zweischichtigen System bildet sich jedoch ein okklusives feucht-warmes Milieu, das die Vermehrung von Bakterien, vor allem von Anaerobiern, begünstigt. Die Entstehung von Wundinfektionen wird so begünstigt.

Die Mikrogranula sind hydrophil und bewirken über die Ausbildung eines osmotischen Druckquotienten die Aufnahme von Wundflüssigkeit, Detritus und Bakterien. Die Mikrogranula verflüssigen sich darunter, es kommt zur Ausbildung eines Gels, das sich dem Wundgrund anpasst und ihn damit feucht und warm hält. Das entstehende Gel darf aufgrund seines gelben, hochviskösen Aussehens nicht mit Eiter verwechselt werden. Um eine Fehlinterpretation zu vermeiden, müssen Wundumgebung und Wundgeruch mitbeurteilt werden. Diese sind bei einem infektfreien Wundverband unauffällig.

Da sich das Gel mit der Dauer der Anwendungszeit (2–5 Tage) ausdehnt, sollte bei der Auswahl der Pflastergröße mindestens eine Überlappung von 2 cm über den Wundrand hinaus berücksichtigt werden. Vor dem faltenfreien Auftragen des Hydrokolloids sollten Fibrin- und Nekrosebeläge entfernt werden.

Beim Verbandwechsel verbleiben teilweise Gelrückstände, die mit physiologischer Kochsalzlösung entfernt werden können. Nicht selten kommt es bei ungeschütztem Wundrand zu einer Mazeration. Dieser kann mit einem Silikonöl geschützt werden. Es gibt dazu bereits vorgefertigte Präparate, die ein müheloses Auftragen gewähren, z. B. Cavilon Lolly®.

Hydropolymere (Schaumverbände)

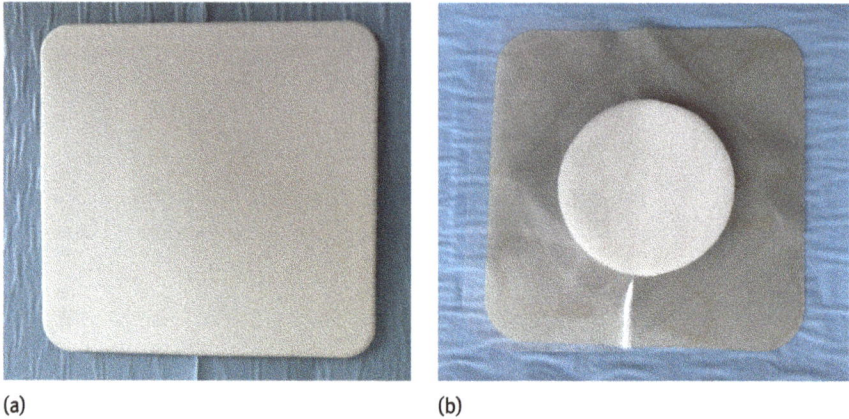

(a)   (b)

Abb. 4.8: Non-adhäsive Hydropolymer-Verbände (a) und Hydropolymer-Verband mit Kleberand (b).

Hydropolymerschäume bestehen aus hydrophilen Polyurethanen, die Wundsekret, Bakterien und Detritus aufnehmen, selbst dabei nicht wasserlöslich sind und somit ihre Form behalten. Je nach Hersteller können Hydropolymerschäume als dünne oder dickere Wundauflagen jeweils mit und ohne Kleberand sowie als selbst- und nicht-klebende Auflagen geliefert werden.

Hydropolymere ohne Deckfolie können auch als sog. Cavitys (Wundauffüller) in saubere Wunden eingelegt werden, wo sie Wundsekret gut aufnehmen können.

Besonderheiten sind dreischichtige Hydropolymerschäume, die mit einer wasserdichten Polyurethanfolie abgeschlossen sind.

Beim Wundmanagement chronischer Wunden werden geschlossenporige Schaumstoffverbände verwendet, da diese nicht mit dem Wundgrund verkleben und somit einen atraumatischen Verbandwechsel gewährleisten.

Im Gegenzug dazu können zur Wundkonditionierung von Granulationsgewebe vor dem Auftragen von Spalthaut offenporige Systeme verwendet werden, in die das Granulationsgewebe einwächst. Durch den traumatischen Verbandwechsel wird der Wundgrund angefrischt und ist danach gut durchblutet.

Bei stark nässenden Wunden sollte ein Verbandwechsel nach 1–4 Tagen erfolgen. Auf mäßiggradig sezernierenden Wunden können die Schaumverbände bis zu 7 Tage belassen werden.

Alginate

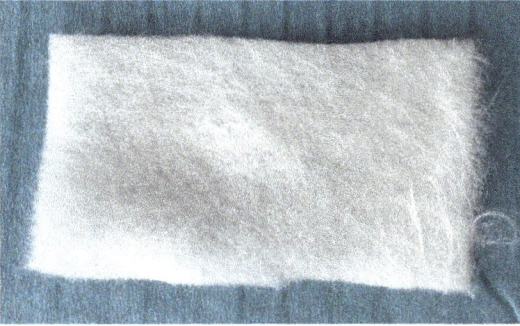

Alginate bestehen aus hydrophilem Algin, einem Bestandteil aus Braunalgen, und haben ein hohes Fassungsvermögen für Flüssigkeiten. Im Kontakt mit Flüssigkeit quellen die Fasern auf und nehmen ein Vielfaches ihres Eigengewichtes an Flüssigkeit auf. Durch die hohe Hydrophilie werden gelöste Bestandteile von Zelldetritus und Bakterien in die Fasern eingeschlossen. Die Fasern geben im Gegenzug Calciumionen an die Wundumgebung ab, es entsteht ein Gel, das sich dem Wundgrund anpasst. Ein positiver Nebeneffekt der Alginate ist ihre hämostyptische Eigenschaft. So können Alginate bei venös sickernden Wunden gut zur Blutstillung eingesetzt werden. Das Gel verhindert ein Verkleben der Sekundärauflage mit dem Wundgrund und ermöglicht somit einen atraumatischen Verbandwechsel.

Alginate werden als Kompressen oder Tamponaden angeboten. Bedacht werden sollte, dass Reste von Alginaten beim nächsten Verbandwechsel aus der Wunde wieder entfernt werden müssen. Es empfiehlt sich somit, das Alginat in einem Stück (und nicht in mehreren Einheiten) locker in die Wunde einzulegen. Ein Überlappen mit dem Wundrand sollte aufgrund der Mazerationsgefahr verhindert werden.

In trockenen Wunden sollten Alginate angefeuchtet werden (z. B. mit physiologischer Kochsalzlösung), da sie sonst mit dem Wundgrund verkleben und dem Patienten Schmerzen bereiten. Der Kontakt mit einem Desinfektionsmittel ist zu vermeiden, da dieses die Aufnahmekapazität eines Alginates behindert.

Bei infizierten Wunden können silberbeschichtete Alginate verwendet werden, hier ist auf einen täglichen Verbandwechsel zu achten. Bei einer nicht infizierten Wunde können Alginate bis zu 2–3 Tage in der Wunde belassen werden.

Alginate benötigen stets einen Sekundärverband, da die Wunde sonst austrocknet. Dieser kann z. B. mit einem Schaumverband, einer Saugkompresse oder einer Wundfolie realisiert werden.

Information

Das Ausfüllen großer, sauberer Wundhöhlen mit einem Alginat ist unnötig teuer. Hier empfehlen sich Hydropolymerschaumstoffe als Cavity-Produkt.

Hydrofasern

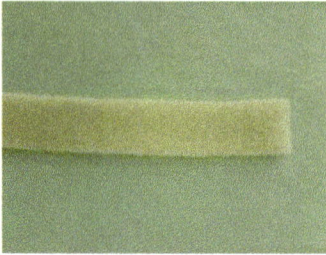

Abb. 4.10: Hydroaktive Fasertamponade.

Hydrofasern, bestehend aus Carboxymethylcellulose, sind durch ihre Hydrophilie hoch-absorptiv. Sie nehmen Flüssigkeit, Bakterien und Detritus in ihre Faserstruktur auf und wandeln sich in ein klares Gel um. Dieses formt sich den Gegebenheiten der Wundhöhle an und verhindert ein Verkleben mit der Sekundärauflage.

Im Gegensatz zu den Alginaten erfolgt die Sekretaufnahme bei Hydrofasern vertikal. Nur im Bereich der Wunde entsteht ein Gel, der Wundrand wird verschont und bleibt vor Mazeration geschützt. Das Gel kann beim nächsten Verbandwechsel in einem Stück entfernt werden.

Hydrogele

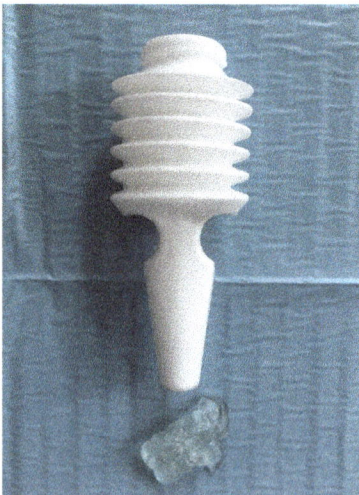

Abb. 4.11: Hydrogel.

Hydrogele bestehen aus hydrophilen Polymeren mit einem sehr hohen Wasseranteil (bis zu 96 %). Bis zu ihrem doppelten Eigengewicht können sie Wundsekret, Zelldetritus und Bakterien aufnehmen und geben im Gegenzug dazu Flüssigkeit an die Wundumgebung ab. Sie eignen sich somit sehr gut für trockene Wunden, die mit Fibrinbelägen und Detritus bedeckt sind. Angeboten werden Hydrogele in Tuben, Blistern und faltbaren Flaschen.

Hydrogele bedürfen eines Sekundärverbandes zum Schutz vor dem Austrocknen. Dieser kann z. B. mit einem Schaumverband oder einer Folie realisiert werden.

Durch ihren kühlenden Effekt können Hydrogele auch bei Verbrennungen I–II° aufgetragen werden.

4.3.3.3 Aktive Wundauflagen

Aktive Wundauflagen sind derzeit dem Management therapieresistenter Wunden vorbehalten, bei denen trotz Debridement und Anwendung interaktiver Wundauflagen kein Wundverschluss erzielt werden kann. Sie enthalten Eiweiße und Kohlenhydrate, die den körpereigenen Substanzen ähneln, und dienen entweder als Bausteine zur Gewebeneubildung oder regen als chemotaktische Stoffe die Wundheilung an. Aufgrund ihres hohen Preises sind sie ausgewählten Einzelfällen vorbehalten.

Zu den aktiven Wundauflagen zählen:

Produkte mit Matrix-Metalloproteinasen (MMP)-Inhibitoren
Physiologisch deaktivieren Matrix-Metalloproteinasen (MMP) Wachstumsfaktoren und begünstigen den Abbau der zellulären Matrix. Sie verhindern damit eine überschießende Gewebeneubildung. In chronisch nicht heilenden Geweben zeigen diese MMP jedoch eine im Vergleich zu hohe Aktivität und verhindern somit die Wundheilung.

Aktive Wundauflagen mit MMP-Inhibitoren hemmen die Neubildung dieser überschüssigen MMP oder binden diese und begünstigen damit die Wundheilung. Sie benötigen stets einen Sekundärverband und können bis zu 3 Tage auf der Wunde verbleiben.

Produkte mit Wachstumsfaktoren (Thrombozytenwachstumsfaktor PDGF)
Der Forschungsansatz besteht in der Entwicklung von Substanzen, die auf Fibroblasten und Makrophagen chemotaktisch wirken, um damit den Wundheilungsprozess anzukurbeln. Der Vertreter Becaplermin wurde bei kleinen (bis 5 cm²) therapieresistenten Wunden infolge diabetischer Neuropathie eingesetzt. Aufgrund fehlender Evidenz und seines hohen Preises konnte sich das Präparat bisher in der klinischen Praxis nicht durchsetzen.

4.3.3.4 Sonderform: Wundauflagen mit antibakterieller/geruchsbindender Wirkung

Hydrophobe Wundauflagen

Saugsysteme sind wirkstofffreie Wundauflagen, die zusätzlich eine ausgeprägte hydrophobe Anziehungskraft haben. Die hydrophobe Wechselwirkung beruht darauf, dass sich wasserabweisende Partikel im feuchten Milieu aneinander anlagern und dabei von den umgebenden Wassermolekülen zusammengehalten werden.

Kommen Bakterien (z. B. Staphylococcus aureus, Pseudomonas aeruginosa) im feuchten Wundmilieu mit der stark hydrophoben (wasserabweisenden) Wundauflage in Kontakt, werden sie irreversibel gebunden und dadurch inaktiviert.

Hydrophobe Wundauflagen sind in verschiedenen Applikationen erhältlich (z. B. als Tupfer, Kompresse, Tamponade, Polyurethanschaum mit Superabsorber).

Aktivkohle

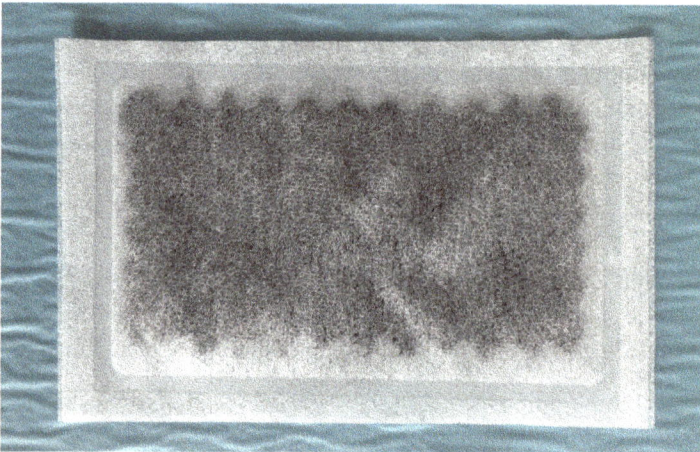

Abb. 4.12

Stark geruchsbelastete Wunden bewirken einen deutlichen Einschnitt in die Lebensqualität der Patienten. Betroffen sind davon häufig Patienten mit infizierten Wunden oder exulzerierenden Tumoren. Bei Zersetzungsprozessen entstehen Fäulnisbasen, die einerseits zur Geruchsbelästigung beitragen, andererseits gewebetoxisch sind. Hier bewähren sich vielfach Aktivkohlekompressen, die eine hervorragende geruchsbindende Eigenschaft besitzen. Die durch Verkohlung von Cellulose mit anschließender Carbonisierung hergestellten Aktivkohlepräparate weisen eine große Oberfläche (1000–1500 m² pro Gramm) auf und können damit sehr gut Flüssigkeit aufnehmen sowie Detritus, Geruchsmoleküle und Bakterien einschließen.

Durch deren Einschluss wird nicht nur die Geruchslast gemindert, sondern auch die Wundheilung gefördert.

Silberhaltige Wundauflagen

Zur Therapie mit silberhaltigen Wundauflagen gibt es bisher lediglich Hinweise aus In-vitro-Studien zur Wirksamkeit gegen Bakterien; aber auch schädliche Auswirkungen auf die Wundheilung werden diskutiert (S3-Leitlinie Lokaltherapie chronischer Wunden, [8]).

Inwieweit die In-vitro-Ergebnisse übertragen werden können auf In-vivo-Wirkungen, bedarf weiterer Langzeituntersuchungen. Der genaue Wirkmechanismus ist nicht vollständig erschlossen, diskutiert werden jedoch die hemmende Wirkung von Silber auf die Funktion der bakteriellen Enyzme, seine modifizierende Wirkung auf die strukturellen Proteine der Bakterienmembran sowie seine hemmende Wirkung auf die Bakterienzellteilung.

Die einzelnen Produkte zeigen unterschiedliche Freisetzungsraten von Silber auf. Inwieweit dies für das Gewebe oder den Organismus schädlich ist, wird kritisch diskutiert.

Fast alle o.g. Wundauflagen werden mit Silberimprägnierung angeboten.

Silberhaltige Wundauflagen sollten angesichts der wissenschaftlich ungeklärten Wirksamkeit, Gefahr der Resistenzentwicklung, potenziellen Toxizität und zudem aufgrund des hohen Preises restriktiv eingesetzt werden.

4.4 Phasengerechte (lokale) Wundbehandlung

Die Behandlung chronischer Wunden sollte phasengerecht erfolgen. Geeignete Wundauflagen unterstützen dabei die spezifischen physiologischen Vorgänge der einzelnen Wundheilungsphasen und tragen so zu einer beschleunigten Wundheilung bei. Damit chronische Wunden abheilen können, müssen avitales, nekrotisches Gewebe und Fibrinbeläge mittels unterschiedlicher Debridementverfahren entfernt werden.

4.4.1 Geeignete Wundauflagen in der Reinigungsphase

In der Reinigungsphase sollten Wundauflagen eingesetzt werden, welche sehr saugfähig sind, um Exsudat, Blut, Schmutzpartikel, Gewebetrümmer und Bakterien aufnehmen zu können. Gleichzeitig soll die Wunde ausreichend feucht gehalten werden. Ein Sekretstau ist zu vermeiden, da er Mazerationen sowie eine Wundinfektion begünstigen kann. Im Optimalfall sollten die Wundauflagen in der Reinigungsphase nicht häufiger als einmal täglich gewechselt werden (▸Abb. 4.13).

! In der Reinigungsphase eignen sich folgende Wundauflagen:
- Hydropolymer-Schaumverbände
- Alginate
- Hydrofaser
- Aktivkohle

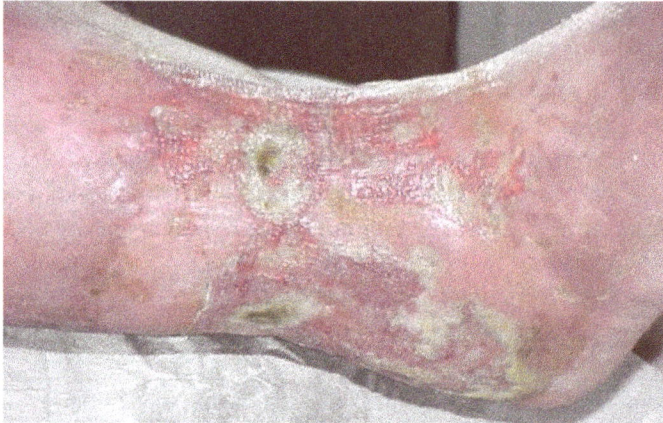

Abb. 4.13: Reinigungsphase eines Ulcus cruris venosum.

4.4.2 Geeignete Wundauflagen in der Granulationsphase

In der Granulationsphase steht die Gewebeneubildung im Vordergrund. Da Zellen zur Neubildung ein feuchtes Klima benötigen, müssen die entsprechenden Wundauflagen die Wunde durch konstantes Feuchthalten vor dem Austrocknen schützen. Beim Austrocknen der Wunde sterben Zellen ab und beeinträchtigen dadurch die Wundheilung. Bei einer eher trockenen Wunde empfiehlt es sich, sie mit Hydrogelen zu befeuchten. Das Anhaften der Wundauflage sollte vermieden werden, da es sonst beim nächsten Verbandwechsel zum Abreißen des frisch gebildeten Granulationsgewebes kommen kann. Bei optimalen Wundheilungsbedingungen kommt es meist rasch zur Wundkontraktion und Bildung von Epithelgewebe (►Abb. 4.14).

! In der Granulationsphase eignen sich folgende Wundauflagen:
- Hydropolymerschaumverbände
- Hydrokolloide
- Hydrogele
- Alginate
- Hydrofaser

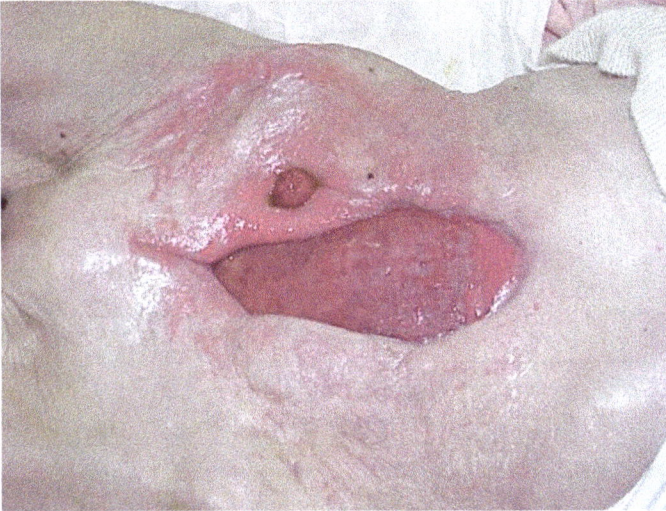

Abb. 4.14: Laparotomiewunde in der Granulationsphase.

4.4.3 Geeignete Wundauflagen in der Epithelisierungsphase

In der Epithelisierungsphase wird die Wunde durch Neubildung und Ausbreitung von Epithelzellen verschlossen. Feuchte und warme Wundauflagen unterstützen die Migration von Epithelzellen. Außerdem muss die sich verschließende Wunde vor mechanischen Einwirkungen von außen gut geschützt werden (▸Abb. 4.15).

In der Epithelisierungsphase eignen sich folgende Wundauflagen:
– Hydrokolloide
– Hydrogele
– selbstklebende Wundfolien
– Wundgazen

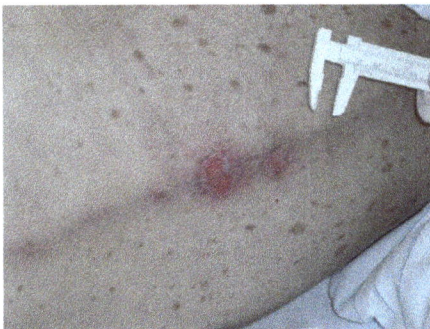

Abb. 4.15: Wunde an der Wirbelsäule in der Epithelisierungsphase.

! Die Frequenz des Verbandwechsels ist individuell verschieden und abhängig vom Zustand der Wunde sowie der Auswahl der Wundauflage. Bei einer stark sezernierenden Wunde in der Reinigungsphase ist der Verband täglich zu wechseln, Gleiches gilt bei Vorliegen einer Wundinfektion. Bei stabilen Wunden in der Granulations- und Epithelisierungsphase ist ein Wechsel der Wundauflage im Abstand von 2–7 Tagen oft ausreichend.

4.4.4 Einsatzgebiete für die unterschiedlichen Wundauflagen

Art der Wunde	Wundauflage
blutende Wunde	Alginat
	Kollagenschwamm
nekrotisch belegte, trockene Wunde	Hydrogel
nekrotisch-schmierig belegte Wunde	Biomaden
	Aktivkohle
infizierte Wunde	Alginat
	Aktivkohle
extrem nässende Wunde	Saugkompresse
	Superabsorber
stark nässende Wunde	Alginat
	Hydrofaser
	Hydropolymerschaum
	Saugkompresse
	Superabsorber
mäßig exsudierende Wunde	Hydrokolloid
	Hydrofaser
	Alginat
	Hydropolymerschaum
gering exsudierende/trockene Wunde	Hydrogel
	semipermeable Wundfolie
	Wundgaze

4.5 Weitere (besondere) Verfahren der Wundbehandlung

4.5.1 Vakuumtherapie

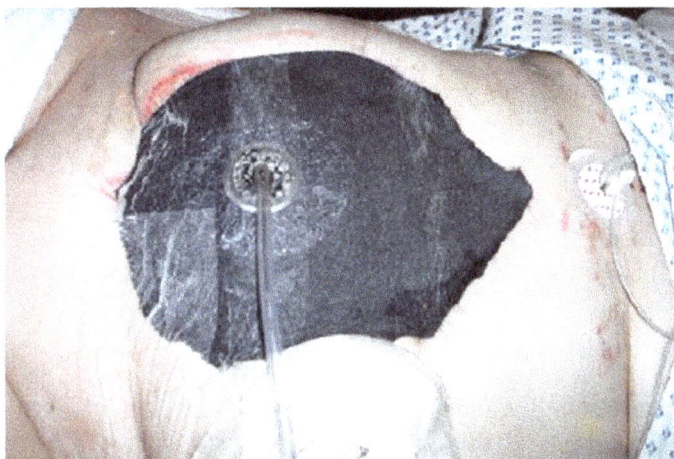

Abb. 4.16

Die Vakuumtherapie ist eine lokale Unterdrucktherapie, sie wird auch als Vakuum-versiegelung oder Vakuum-assistierte Verschlussbehandlung (VAC = vacuum assisted closure) bezeichnet. Das VAC-System besteht aus verschiedenen Schaumstoff-typen, einer durchsichtigen, semiokklusiven Folie, einer Drainage sowie einer Pumpe, die einen Unterdruck zwischen 50–200 mmHg aufbauen kann.

Vom Prinzip her wird der Schaumstoff in Größe der Wunde zurechtgeschnitten und in die Wunde gelegt. Die Wunde wird dann mit einer Folie abgedeckt und über den Drainageschlauch, der über einen Pad von außen mit dem Schaum verbunden ist, an ein Vakuum angeschlossen. Durch den Schaumstofffüller verteilt sich der angelegte Unterdruck gleichmäßig über die Wundoberfläche.

Drei Schaumtypen kommen hier zur Anwendung:

- V.A.C. GranuFoam: hydrophober, offen-/grobporiger, schwarzer Polyurethan-schaum
- V.A.C. GranuFoam Dressing (weiß): hydrophiler, feinporiger, weißer Schaum-stoff aus Polyvinylalkohol, der ein Einwachsen von Granulationsgewebe ver-hindern soll. Er benötigt wegen seiner hohen Dichte ein höheres Vakuum, um ausreichend Exsudat aufzunehmen.
- V.A.C. GranuFoam Silver: mit Silber imprägnierter Polyurethanschaum

Vorteile/Wirkungen
- Absaugen und Entfernen von Exsudat
- effektive Wundreinigung, Reduktion der bakteriellen Besiedlung
- Steigerung der Durchblutung
- Erhalt eines feucht-warmen Wundmilieus
- Förderung der Granulation
- Reduktion und Beseitigung von Wundödemen

Nachteile
- apparativ aufwändig und technisch anspruchsvoll
- gelegentlich Schmerzen
- primär im stationären Setting einsetzbar, aber auch im ambulanten Bereich möglich

Indikationen
- chronische, therapieresistente Wunden nach Versagen von hydroaktiver Behandlung und Madentherapie
- postoperative Wunden
- Weichteilverletzungen
- infizierte Wunden

Kontraindikationen
- Nekrosen
- maligne Wunden
- Gerinnungsstörung
- Auflegen auf freiliegenden Strukturen wie Sehnen, Blutgefäße, Organe und Nerven

4.5.2 Hauttransplantation

Bei sehr großen Wunden sollte aus wirtschaftlicher und kosmetisch-funktioneller Sicht immer auch an die Möglichkeiten der plastischen Chirurgie zur abschließenden Versorgung chronischer Wunden gedacht werden. Dabei ist eine Defektdeckung mittels Haut bzw. Spalthaut möglich.

Als Hauttransplantation wird die Verpflanzung von Haut zur Deckung von Hautdefekten z. B. bei großflächigen chronischen Wunden oder Verbrennungen mit großem Hautverlust bezeichnet. Sie stellt eine Alternative zur Wundheilung bzw. zum Wundverschluss dar, wenn ein Verschluss der Wunde gar nicht gelingt oder die von den Rändern oder erhaltenen Epithelinseln der Wunde ausgehende Reepithelisierung sehr langwierig verläuft.

In der Regel wird dafür Haut an einer anderen Körperstelle (Spenderstelle) des Betroffenen entnommen und an der Empfängerstelle wieder eingesetzt. Man spricht dann auch von einer autologen Hauttransplantation. Die Übertragung fremder Haut wird als allogene Transplantation bezeichnet.

Je nach Beschaffenheit und Größe der Wunde kommen verschiedene Verfahren der Hauttransplantation zum Einsatz. Grundsätzlich stellen ein gut durchbluteter Wundgrund, eine ebenmäßige Struktur (oberflächliche Wunde) sowie geringe Exsudation optimale Bedingungen für eine Transplantation dar, zudem darf die Wunde keine Infektionszeichen aufweisen.

Nach der Transplantation sollte das transplantierte Körperareal für ca. 1 Woche nicht belastet bzw. ruhig und ohne Kompression gelagert werden. Sobald das Transplantat sicher angewachsen ist, sollte mit einem Bewegungstraining begonnen werden, um eine Narbenbildung und eventuelle Bewegungseinschränkungen zu verhindern.

Vollhauttransplantation

Vollhauttransplantate bestehen aus körpereigener Haut mit Oberhaut (Epidermis) und Lederhaut (Dermis), d. h. sie enthalten Strukturen wie Haarfolikel und Schweißdrüsen. Das an der Entnahmestelle entnommene kleine Hautareal wird nachfolgend durch Wundrandadaption verschlossen. Da das Transplantat seine Farbe behält und nur wenig schrumpft, eignet sich dieses Verfahren an den Stellen, an denen ein funktionell und kosmetisch bestmögliches Ergebnis maßgeblich ist, also im Gesicht- und Halsbereich sowie an Händen und Füßen.

Spalthauttransplantation

Hierbei erfolgt die Transplantation nur der Epidermis sowie geringer Anteile der Dermis (Coriumanteil). Das Transplantat wird mit einem speziellen Apparat, dem Dermatom, von Gesäß, Bauch oder Oberschenkel tangential abgetragen, die verbleibende Hautschicht regeneriert in der Regel innerhalb einiger Wochen. Das Hauttransplantat wird aufgespannt und/oder mit Gewebekleber oder Verbänden fixiert.

Die Übertragung von Spalthaut eignet sich bei schlecht durchbluteter Haut und großflächigen Wunden. Es können dabei nahezu unbegrenzte Mengen von der gesunden Körperoberfläche transplantiert werden.

Durch eine besondere Aufarbeitung kann die entnommene Spalthaut durch eine Messerwalze geführt und mit Stichinzisionen eingeschnitten werden; das Transplantat dehnt sich dabei auf das 3- bis 6-fache der Ausgangsfläche. Diese als Meshgraft (Maschentransplantat) bezeichnete Haut ist besonders für großflächige Wunden und Verbrennungen geeignet.

Die Fixierung des Meshgrafts auf der Wundfläche erfolgt durch Naht, Fibrinkleber oder Vakuumversiegelung. Der Verbandwechsel sollte bei einem Meshgraft nicht zu früh erfolgen, da sich das Transplantat sonst ggf. wieder ablöst.

Hautplastik

Im Unterschied zur Hauttransplantation wird bei der Hautplastik ein Hautlappen mit Unterhautfettgewebe und evtl. Muskulatur von einer zur Wunde benachbarten Körperstelle auf die Wunde verlagert. Der Hautlappen wird dabei so gedreht bzw. geschwenkt, dass Arterien, Venen und Lymphgefäße en bloc belassen werden (Schwenklappenplastik). Die hierdurch erhaltene Versorgung des Transplantats ermöglicht es, auch tiefere Defekte zu decken.

Eine Sonderform der Hautplastik stellt die sog. Reverdin-Hautplastik dar; hierbei werden kleine Epidermisstückchen inselartig auf die Wunde aufgelegt. Von diesen Hautinseln geht dann konzentrisch die Epithelisierung aus.

Keratinozyten-Transplantation

Bei sehr schlecht heilenden chronischen Wunden und vergeblichen Versuchen einer Transplantatdeckung kann das Verfahren der in-vitro-Kultivierung und Transplantation von Keratinozyten-Suspensionen autologer oder allogener Herkunft angewandt werden.

Bei der autologen Keratinozytentransplantation werden dem Patienten kleine Hautstücke oder Haare mit Haarfollikel von Bart oder Kopfhaut entnommen und in einem besonderen Medium für 3–4 Wochen kultiviert. Die sich daraus bildende Keratinozytenschicht wird dann in eine Fibrinmatrix eingebracht und auf die Wunde des Patienten übertragen. Diese Methode ermöglicht in etwa 60–70 % der Fälle eine Einheilung, die Kosten der Behandlung werden jedoch nicht von allen Krankenkassen übernommen.

4.5.3 Antibiotika

Der lokale Einsatz von Antibiotika bei Wundinfektionen wird nach übereinstimmenden Empfehlungen vieler medizinischer Fachgesellschaften und der Konsensuserklärung zur Wundantiseptik [5] nicht mehr empfohlen, da neben einer Resistenzentwicklung lokale Unverträglichkeiten und Allergien auftreten können. Bei Hinweisen auf eine systemische Infektion (Fieber, Leukozytose, CRP-Anstieg) sind Antibiotika oral oder intravenös verabreicht nach Antibiogramm weiterhin indiziert.

Nachteile lokaler Antibiotika

– unzuverlässige Wirksamkeit/schmales Wirkspektrum
– Resistenzentwicklung
– Kontaktsensibilisierung
– ungenügende Penetration ins Wundgebiet
– Förderung einer Pilzbesiedlung
– Gewebeschädigung

Literatur

[1] Winter G. Formation of the Scab and the Rate of Epithelization of Superficial Wounds in the Skin of the Young Domestic Pig. Nature. 1962;193:293–294; doi:10.1038/193293a0.

[2] Atiyeh BS, Ioannovich J, Al-Amm CA et al. Management of acute and chronic open wounds: the importance of moist environment in optimal wound healing. Curr Pharm Biotechnol. 2002;3:179–96.

[3] Rüttermann M, Maier-Hasselmann A, Nink-Grebe B, Burckhardt M. Clinical Practice Guideline: Local treatment of chronic wounds in patients with peripheral vascular disease, chronic venous insufficiency and diabetes. Dtsch Arztebl Int. 2013;110(3):25–31. DOI: 10.3238/arztebl.2013.0025.

[4] Hübner HO, Assadian O, Müller G, Kramer A. Anforderungen an die Wundreinigung mit Wasser. GMS Krankenhaushygiene Interdisziplinär 2007;2(2). ISSN 1863–5245.

[5] Kramer A et al. Konsensusempfehlung zur Auswahl von Wirkstoffen für die Wundantiseptik. Zeitschrift für Wundheilung (ZfW). 2004;3:110–120.

[6] Horn, T. Lokale Wundauflagen: Übersicht und Klassifikation. Chir Gastroenterol. 2006;22:147–154.

[7] Jäger C, Reiding K, Ledig T et al. Herausforderung komplexe Wunde – eine Übersicht über Wundauflagen. Z Allg Med. 2012;88(7/8).

[8] Deutsche Gesellschaft für Wundheilung und Wundbehandlung e. V. Lokaltherapie chronischer Wunden bei Patienten mit den Risiken periphere arterielle Verschlusskrankheit, Diabetes mellitus, chronische venöse Insuffizienz. Version 1, AWMF-Register Nr. 091/001, Stand 12 06. 2012; www.awmf.org/mwg-internal/de5fs23hu73ds/progress?id=L0PZBGBpkb91SRdY-JCNza69mQIFdU6V1YDgbONyLbw, abgerufen am 31.07.2017.

Katrin Balzer

5 Perspektive der Betroffenen

Chronische Wunden sind zwar hauptsächlich durch anhaltende, schwer abheilende lokale Defekte der Haut und der darunterliegenden Gewebe gekennzeichnet, bleiben in ihrer Wirkung aber nicht auf die jeweilige Körperstelle beschränkt. Vielmehr können sie das körperliche, psychische und soziale Wohlbefinden und damit die Lebensqualität auf vielfältige Art und Weise beeinträchtigen. Diese Beeinträchtigungen bestimmen wesentlich die individuelle Krankheitslast der Betroffenen sowie den Behandlungserfolg. Klinisch lassen sie sich als patientenberichtete Endpunkte („patient-reported outcomes") zusammenfassen. Hiermit sind alle Aspekte der Gesundheit gemeint, die vornehmlich der subjektiven Wahrnehmung der/des Betroffenen unterliegen [1] und daher von dieser/diesem selbst eingeschätzt werden sollten. Dazu gehören komplexe Konstrukte wie die gesundheitsbezogene Lebensqualität oder Patientenzufriedenheit, aber auch einzelne körperliche oder psychische Symptome wie zum Beispiel Schmerzen, Schlafstörungen oder eine depressive Stimmungslage.

5.1 Relevante patientenberichtete Endpunkte im Überblick

Für Menschen mit chronischen Wunden sind bereits zahlreiche Symptome und Beeinträchtigungen als relevante patientenberichtete Endpunkte dokumentiert worden. Abbildung 5.1 gibt einen Überblick über die Beeinträchtigungen und Symptome, die von etablierten Modellen zur gesundheitsbezogenen Lebensqualität und zu weiteren patientenberichteten Endpunkten bei Menschen mit diabetischem Fußulcus, venösen oder arteriell bedingten Beinulzera oder Dekubitus berücksichtigt werden [2–8].

Diese Übersicht illustriert die Bandbreite der Auswirkungen chronischer Wunden auf die subjektive Gesundheit und die Lebensqualität der Betroffenen. Grundsätzlich kann davon ausgegangen werden, dass chronische Wunden unabhängig von der Art der Wunde ähnliche Dimensionen der subjektiven Gesundheit und der Lebensqualität beeinflussen. So finden sich Hinweise, dass für Menschen mit Ulcus cruris Schmerzen, Einschränkungen der Mobilität und in den Aktivitäten des täglichen Lebens dominieren, unabhängig davon, ob die Beinulzera venöser oder arterieller Ursache sind [2]. Ein ähnliches Bild der Symptome und Einschränkungen zeigt sich für Menschen mit diabetischen Fußulzera [9] und Dekubitus [6]. Darüber hinaus sind für alle vier Wundentitäten psychische Folgen wie Ängste und Sorgen, z. B. hinsichtlich der Prognose, oder depressive Stimmungslage sowie Auswirkun-

https://doi.org/10.1515/9783110501803-005

Gesundheitsversorgung

z. B.

Art, Intensität und Verlauf der Behandlungsmaßnahmen

Einbindung in Therapieentscheidungen

Qualität der Kommunikation zwischen Betroffenen und Behandelnden/ Pflegenden

Konsistenz und Kontinuität der Versorgung

Lebensqualität insgesamt

Körperliche Gesundheit und Symptome: z. B. Schmerzen, Wundexsudat, Wundgeruch, Sensibilitätsstörungen

Funktionelle Gesundheit: z. B. Schlaf, Mobilität, Aktivitäten des täglichen Lebens, Sexualität

Psychische Gesundheit: z. B. Ängste, Sorgen, Frustration

Äußeres Erscheinungsbild: z. B. auftragende Verbände, Einschränkungen in der Kleidungsauswahl

Soziale Implikationen: z. B. persönliche Beziehungen, häusliche und Freizeitaktivitäten, Partizipation

Selbstpflege und Selbstwirksamkeit: z. B. Gefühle der Machtlosigkeit, Mitwirkung in der Behandlung, Abhängigkeit

Weitere wundspezifische Implikationen: z. B. Fußstatus oder Belastungen durch Therapiemaßnahmen

Finanzielle Belastungen

Betroffene

z. B.

Art und Schwere der Wunde

Bewältigungsstrategien

Wissen und Einstellungen zum Leben mit chronischer Wunde

Krankheitsüberzeugungen

Komorbidität

Engagement familiärer Bezugspersonen

Soziale Unterstützung

Finanzielle Ressourcen

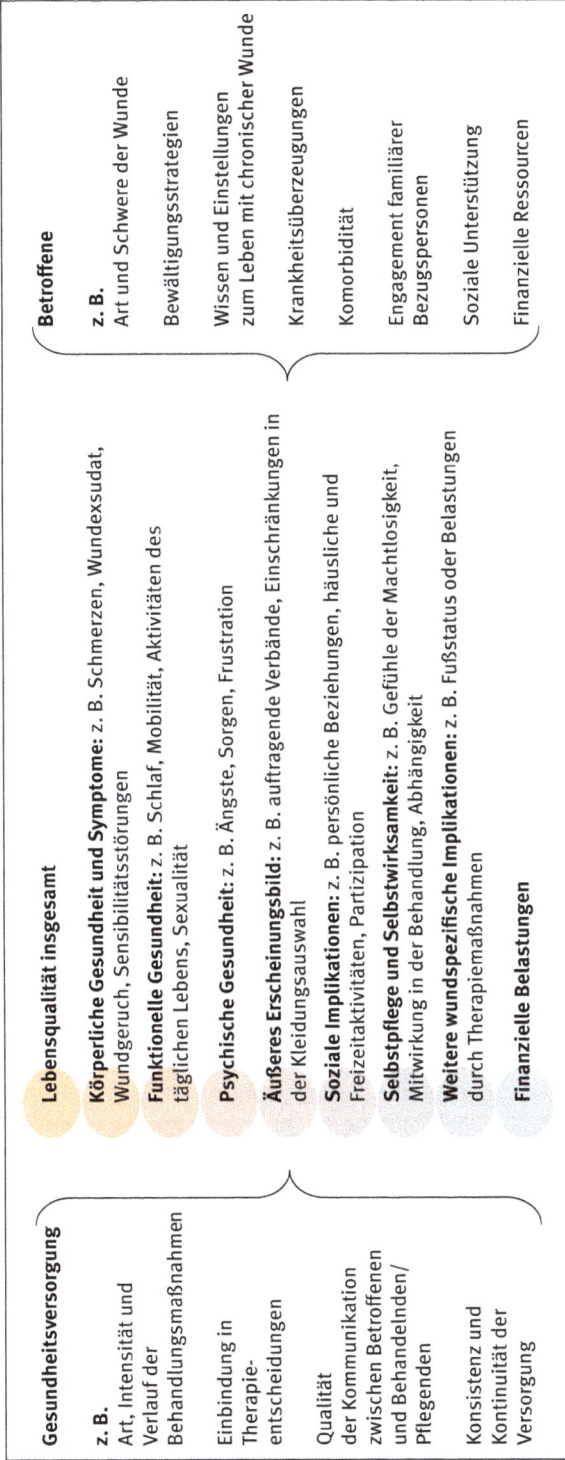

Abb. 5.1: Dimensionen der gesundheitsbezogenen Lebensqualität von Menschen mit chronischen Wunden (Mitte) [2–7] und Einflussfaktoren [nach 8,11,12]

gen auf das soziale Leben, etwa in Form sozialen Rückzugs und Isolation, beschrieben.

Auch wenn sich die Beeinträchtigungen der subjektiven Gesundheit und der Lebensqualität über die verschiedenen Wundarten hinweg ähneln, so können durchaus krankheitsspezifische Besonderheiten bestehen. Beispielsweise können bei Personen mit diabetischem Fußsyndrom oder Ulcus cruris arteriosum Ängste und Sorgen bezogen auf eine Amputation oder, falls eine solche nicht zu umgehen war, spezifische Symptome und Einschränkungen infolge dieses Eingriffs eine besondere Rolle spielen [10]. Für Menschen mit Dekubitus haben dagegen Belastungen der Alltagsaktivitäten und des Tag-Nacht-Rhythmus durch aufwändige Maßnahmen zur Sekundärprävention (regelmäßige Positionswechsel) eine große Bedeutung [6]. Insgesamt sind für alle vier Wundarten bereits zahlreiche Einflussfaktoren auf die subjektive Gesundheit und die Lebensqualität beschrieben [8]. Diese lassen sich einerseits auf der Ebene der Gesundheitsversorgung, andererseits auf der Ebene der individuellen Person verorten [▸Abb. 5.1], wobei beide Ebenen nicht losgelöst voneinander wirken. Vielmehr deuten vorliegende empirische Befunde darauf hin, dass die Stärke und Richtung der Effekte von einer komplexen Interaktion zwischen Personenmerkmalen (z. B. Art, Schwere und Verlauf der Wunde, sowie Selbstpflegebereitschaft und -fähigkeiten) und der jeweiligen individuellen Versorgung (z. B. Behandlungsangebote und Qualität der Umsetzung) abhängen [8,11,12]. Dies illustriert die Notwendigkeit einer umfassenden Einschätzung der individuellen subjektiven Belastungen und Ressourcen zu Behandlungsbeginn und im weiteren Verlauf, um ein individuell angemessenes Behandlungs- und Pflegearrangement einleiten und dieses bei Bedarf frühzeitig anpassen zu können.

5.2 Assessment zentraler patientenberichteter Endpunkte

Für die Behandlung und Pflege von Menschen mit chronischen Wunden wird die Erhebung und Dokumentation wichtiger patientenberichteter Endpunkte sowohl zu Beginn des Versorgungsprozesses als auch für die regelmäßige Verlaufskontrolle empfohlen [13,14]. Diese Informationen sollten dabei nicht nur für die Überprüfung des Behandlungserfolgs, sondern auch als Grundlage für die gemeinsame Festlegung der Behandlungs- und Pflegeziele mit der/dem Betroffenen (oder deren Bezugspersonen) genutzt werden.

Für die Wunddokumentation in der Behandlung und Pflege von Menschen mit Ulcus cruris unterschiedlicher Genese wurden in einem systematischen multiprofessionellen Konsensbildungsverfahren ein „Minimum-Dataset" und ein „Standard-Dataset" entwickelt [14]. Das „Minimum-Dataset" enthält diejenigen Patientenmerkmale, die grundsätzlich in der Routineversorgung dieser Betroffenen erhoben werden sollten, entweder im Rahmen der initialen Anamnese und/oder in der Verlaufsbeobachtung. Dieser Datensatz umfasst auch patientenberichtete Endpunkte: Neben dem Wundschmerz in Ruhe und beim Verbandwechsel gehört hierzu die Lebensqualität, die sowohl zu Beginn als auch im Verlauf erfasst werden sollte. Als Instrument hierfür wird der Fragebogen „Wound-Qol" empfohlen (▸Kap. 5.2.1). Das „Standard-Dataset" enthält über das „Minimum-Dataset" hinaus weitere Patientenmerkmale, deren Erfassung für die Routineversorgung empfohlen wird. Im Bereich der patientenberichteten Endpunkte wird hier zusätzlich die Dokumentation der Patientenzufriedenheit mit der Versorgung genannt.

Speziell für die pflegerische Versorgung von Menschen mit chronischen Wunden wird im Nationalen Expertenstandard „Pflege von Menschen mit chronischen Wunden" die Erfassung und Dokumentation folgender patientenberichteter Endpunkte gefordert: Schmerzen, psychische Verfassung, individuelles Krankheitsverständnis, Körperbildstörungen, Ängste – auch zusammengefasst als Lebensqualität – und gesundheitsbezogene Selbstmanagementkompetenzen [13]. Es werden keine speziellen Instrumente für die Erfassung der Lebensqualität und der Selbstmanagementkompetenzen empfohlen, jedoch werden einzelne Instrumente hinsichtlich ihrer Güte und Praktikabilität kritisch eingeordnet [15] (▸Kap. 5.2.1 und 5.2.3).

Im Mittelpunkt der folgenden Ausführungen steht die Erfassung der Auswirkungen chronischer Wunden auf die gesundheitsbezogene Lebensqualität und das Selbstmanagement der Betroffenen, da die Erhebung dieser subjektiven Parameter übergreifend für die multiprofessionelle Routineversorgung von Menschen mit chronischen Wunden empfohlen wird. Für das Assessment von Schmerzen als ebenfalls relevantem patientenberichtetem Endpunkt sei auf das Kapitel 3.5 verwiesen.

Sowohl die vorliegende Konsensusempfehlung für die Wunddokumentation in der Versorgung von Menschen mit Ulcus cruris [14] als auch der Nationale Expertenstandard „Pflege von Menschen mit chronischen Wunden" [13] führen darüber hinaus die Mobilität der Betroffenen als relevanten Anamnese- und Verlaufsparameter auf. Dieser Parameter kann zum einen anhand objektiv messbarer Kriterien wie z. B. der Gehstrecke evaluiert werden, zum anderen anhand subjektiv wahrgenommener Einschränkungen. Da die Einschätzung der Mobilität von Betroffenen in der Regel Bestandteil des generellen geriatrischen und pflegerischen Assessments ist und keine wundspezifischen Kriterien zu berücksichtigen sind, sei für weiterführende Informationen hierzu auf aktuelle Empfehlungen zur geriatrischen bzw. pflegerischen Einschätzung dieser funktionellen Fähigkeiten [16–18] verwiesen.

5.2.1 Erfassung der Lebensqualität

Die gesundheitsbezogene Lebensqualität ist ein komplexes theoretisches Konstrukt, welches „das subjektive Befinden und Handlungsvermögen [einer Person] im physischen, psychischen und sozialen Bereich" [19] des Lebens widerspiegelt. Für die Beurteilung stehen generische, also krankheitsunabhängige, sowie krankheitsspezifische Instrumente zur Verfügung. Generische Instrumente sind unter anderem der Short Form (36) Gesundheitsfragebogen (SF-36 oder in kürzerer Fassung der SF-12), der EuroQOL 5D Utility Index (EQ-5D) oder das Nottingham Health Profile. Diese werden hauptsächlich in der Forschung genutzt und nicht für den Gebrauch in der Routineversorgung von Menschen mit chronischen Wunden empfohlen, da sie als zu unspezifisch gelten [15]. Empfohlen wird vielmehr der Einsatz von Instrumenten, die speziell für die Erfassung der Lebensqualität von Menschen mit chronischen Wunden entwickelt wurden.

In der Literatur sind mehrere Instrumente für die Erfassung der Lebensqualität von Menschen mit chronischen Wunden beschrieben. Tabelle 5.1 gibt einen Überblick über publizierte, in deutscher Sprache verfügbare Instrumente, für die Ergebnisse zur diagnostischen Güte vorliegen. Die vier Instrumente, der Cardiff Wound Impact Schedule (CWIS), das Wundmodul des Freiburger Fragebogens zur Erfassung der Lebensqualität bei Menschen mit chronischen Wunden (FLQA-w), der Würzburger Wundscore (WWS) und das Instrument Wound Quality of Life (Wound-QoL), zeichnen sich dadurch aus, dass sie in Populationen mit chronischen Wunden unterschiedlicher Genese, darunter überwiegend Ulcus cruris venöser Ursache, auf ihre diagnostischen Eigenschaften hin untersucht wurden. Die Ergebnisse bestätigen in der Regel die diagnostische Güte der Instrumente, wenngleich mit unterschiedlicher Qualität und teilweise mit Einschränkungen bei der Änderungssensitivität. Hinsichtlich der Anwendbarkeit liegen Ergebnisse für die beiden Instrumente CWIS und Wound-QoL vor. Während für den CWIS Schwierigkeiten im Verständnis der Items bei der Anwendung ohne ergänzende Hilfestellung beim Ausfüllen berichtet sind [20], scheint der Wound-QoL für die Betroffenen verständlich und einfach auszufüllen zu sein [21]. Letzters Instrument ist mit 17 Items auch das kürzeste; der Zeitbedarf für das Ausfüllen liegt im Mittel zwischen zwei und drei Minuten [21]. Die Items wurden basierend auf bestehenden Instrumenten (CWIS, FLQA-w und WWS) zusammengestellt [22]. Damit stellt der Wound-QoL (www.wound-qol.com/) eine kompakte Synthese der drei anderen Instrumente dar, und dieses Instrument wird auch im Rahmen der vorliegenden Konsensusempfehlungen zur Wunddokumentation bei Personen mit Beinulzera unterschiedlicher Genese empfohlen [14].

Inwieweit der Wound-QoL dazu beiträgt, die jeweils krankheitsspezifischen Einschränkungen in der subjektiven Gesundheit entsprechend der Ulcusgenese zu erfassen und die Effektivität der nachfolgenden Behandlung und Pflege zu optimieren, lässt sich nach aktueller Datenlage allerdings nicht beurteilen. Die Autoren haben zu dem Instrument eine Implementierungshilfe entwickelt, um die Auswahl

Tab. 5.1: Beispiele für deutschsprachige krankheitsspezifische Instrumente zur Erfassung der gesundheitsbezogenen Lebensqualität von Menschen mit chronischen Wunden.

Name des Instruments (Autoren Erstpublikation)	Dimensionen (Anzahl der Items)	Diagnostische Güte und Praktikabilität (deutschsprachige Fassung)
Cardiff Wound Impact Schedule (CWIS) [23]	3 Skalen: – Wohlbefinden (7 Items) – Sozialleben (7 Items) – Körperliche Symptome und tägliches Leben (12 Items)	– 2 Studien, $n = 247$ Personen mit diabetischem Fußsyndrom oder Ulcus cruris unterschiedlicher Genese – Reliabilität und konvergente Validität bestätigt – Unzureichende diskriminante Validität – Teilweise Verständlichkeitsprobleme berichtet [20]
Wundmodul des Freiburger Fragebogens zur Erfassung der Lebensqualität bei Menschen mit chronischen Wunden (FLQA-w) [24]	6 Skalen: – Körperliche Schmerzen (7 Items) – Alltagsleben (6 Items) – Sozialleben (3 Items) – Psychisches Wohlbefinden (8 Items) – Zufriedenheit bezogen auf verschiedene Therapiebereiche (6 Items)	– 3 Studien, $n = 677$ Personen mit Ulcus cruris (Genese nicht berichtet) und anderen chronischen und akuten Wunden – Reliabilität und Konstruktvalidität bestätigt (teilweise aber nur mäßige Ergebnisse) – Gemischte Ergebnisse zur Änderungssensitivität [24]
Würzburger Wundscore [25]	Keine Subskalen, 17 Items, u. a.: – Schmerzen – Schlaf – Mobilität – Tägliches Leben – Soziale Isolation – Zeitaufwand Verband	– 2 Studien, $n = 401$ Personen mit arteriellem oder venösem Ulcus cruris – Konstruktvalidität bestätigt (teilweise aber nur mäßige Ergebnisse) – Reliabilität nicht berichtet – Unzureichende diskriminante Validität – Änderungssensitivität bestätigt [2,25]
Wound Quality of Life (Wound-QoL) [22]	3 Skalen plus 1 Einzelitem: – Körper (5 Items) – Psyche (5 Items) – Alltagsleben (6 Items) Finanzielle Belastungen (1 Item)	– 2 Studien, $n = 254$ Personen hauptsächlich mit Ulcus cruris unterschiedlicher Genese sowie mit anderen chronischen Wunden – Reliabilität und Konstruktvalidität bestätigt – Anwendbarkeit bestätigt (Dauer des Ausfüllens durchschnittlich 2,4 min) [21,22]

geigneter Interventionen je nach Art der festgestellten Einschränkung zu unterstützen. Diese wurde bisher aber nur hinsichtlich ihrer Anwendbarkeit pilotiert, eine Untersuchung des Nutzens steht noch aus [21]. Diese Einschränkung gilt allerdings generell für die strukturierte, instrumentengestützte Erfassung der Lebensqualität in der Behandlung und Pflege von Menschen mit chronischen Wunden.

Obwohl Personen mit diabetischem Fußsyndrom teilweise in Untersuchungen zu obengenannten krankheitsspezifischen Instrumenten zur Erfassung der Lebensqualität bei Menschen mit chronischen Wunden eingeschlossen waren, sollten die vorliegenden Ergebnisse nur vorsichtig auf diese Patientengruppe übertragen werden. In der internationalen Literatur sind bereits mehrere Lebensqualitätsmessinstrumente speziell für Menschen mit diabetischem Fußsyndrom beschrieben [2,3], deutschsprachige Übersetzungen und entsprechende psychometrische Testungen konnten nicht lokalisiert werden. In Anbetracht der Komplexität der Ursachen und Auswirkungen sowie des Verlaufs Diabetes-assoziierter Fußulzera scheint generell eine Kombination verschiedener, sowohl generischer als auch diabetes- und wundspezifischer Instrumente am besten geeignet zu sein, Einschränkungen in der subjektiven Gesundheit durch das diabetische Fußsyndrom umfassend abzubilden [2]. In nationalen, teilweise in Überarbeitung befindlichen Leitlinien für die Versorgung älterer Menschen mit diabetischem Fußsyndrom [26,27] finden sich keine Empfehlungen für die Methoden der Erfassung der Lebensqualität oder subjektiver Gesundheitsparameter in der klinischen Praxis. Um insbesondere neuropathisch bedingte Schmerzen, Missempfindungen und funktionelle Einschränkungen aus subjektiver Perspektive zu erheben, wird in der Nationalen Versorgungs-Leitlinie Neuropathie bei Diabetes im Ewachsenenalter [28] und der darauf aufbauenden Praxisempfehlung der Deutschen Diabetes Gesellschaft (DDG) [29] der Neuropathie Symptom Score (NSS) empfohlen. Pragmatisch betrachtet, bietet es sich an, in der Routineversorgung dieses Instrument ergänzend zu den Inhalten des Wound-QoL heranzuziehen, um die subjektiven Dimensionen des diabetischen Fußsyndroms individuell zu erfassen und in der Therapie- und Pflegeplanung zu berücksichtigen.

In der deutschsprachigen Literatur konnte kein Instrument zur Erfassung der Lebensqualität speziell bei Menschen mit Dekubitus identifiziert werden. Für diese Patientengruppe liegt bisher nur ein englischsprachiges Instrument vor, der Pressure Ulcer Quality of Life (PU-QOL) Questionnaire [30]. Dieses Instrument umfasst 81 Items verteilt auf zehn Skalen: Schmerzen, Wundexsudat, Wundgeruch, Schlaf, Vitalität, Mobilität, Tagesaktivitäten, Wohlbefinden, Selbstwahrnehmung und Erscheinung sowie soziale Partizipation. Es wurde mit ermutigenden Ergebnissen in zwei Studien mit knapp 500 Patientinnen und Patienten mit Dekubitus auf Anwendbarkeit, Reliabilität und Validität getestet [30]. Punktuell wurde hierbei Anpassungsbedarf deutlich, ebenso stehen weitere Validierungsstudien und Untersuchungen zum klinischen Nutzen bei der Integration in das Routine-Assessment aus. Für die geriatrische Versorgung im deutschsprachigen Raum können die Inhalte der Skala dennoch Hinweise geben, welche Lebensbereiche durch einen Dekubitus potenziell besonders beeinträchtig sind und daher berücksichtigt werden sollten.

Merke:
Übergreifend gilt für alle hier behandelten Wundtypen (diabetisches Fußsyndrom, Beinulzera und Dekubitus), dass die meisten potenziellen Beeinträchtigungen der gesundheitsbezogenen Lebensqualität vermutlich bereits durch etablierte Routine-Assessmentverfahren in der geriatrischen bzw. pflegerischen Versorgung erfasst werden, beispielsweise durch die Einschätzung der Mobilität, der Schmerzbelastung oder der Fähigkeiten in den Aktivitäten des täglichen Lebens. Vor der Einführung zusätzlicher Assessmentinstrumente sollten daher mögliche Überlappungen sorgfältig geprüft werden. Die Assessmentmethoden sollten schließlich so gewählt werden, dass sie für die Betroffenen wie die Behandelnden und Pflegenden praktikabel sind und sicherstellen, dass die subjektive Perspektive der Betroffenen in der Therapie- und Pflegeplanung (▸Kap. 6.1) berücksichtigt werden.

5.2.2 Erfassung des Selbstmanagements

Im Kontext chronischer Erkrankungen werden mit dem Konstrukt „Selbstmanagement" in der Regel all die Handlungen zusammengefasst, die Betroffene in Interaktion mit ihrer Familie und anderen Unterstützungssystemen durchführen, um die Symptome und Konsequenzen der Erkrankung zu bewältigen und in das tägliche Leben zu integrieren [31,32]. Selbstmanagement bezeichnet folglich ein Verhalten der Betroffenen und ist ähnlich wie die gesundheitsbezogene Lebensqualität ein multidimensionales, komplexes Konstrukt. Je nach Betrachtungsweise wird es als Teilkomponente oder als Determinante der gesundheitsbezogenen Lebensqualität von Menschen mit chronischen Wunden gesehen [▸Kap. 5.2.1]. Nach dem aktuellen Stand der Forschung ist das Selbstmanagement durch drei parallele, ineinandergreifende Entscheidungs- und Handlungsschwerpunkte gekennzeichnet, die jeweils spezielle Aktivitäten erfordern: Umgang mit den krankheits- und therapiespzifischen Anforderungen, Aktivierung von Ressourcen sowie Leben mit der Erkrankung [▸Tab. 5.2] [33]. Darüber hinaus ist eine Vielzahl von Faktoren auf der persönlichen, familiären und weiteren sozialen und Gesundheitssystemebene identifiziert worden, die das Selbstmanagement fördern (Ressourcen) oder erschweren (Barrieren) [34]. Abbildung 5.2 gibt einen Überblick über diese Einflussfaktoren.

In diesen Ausführungen wird Selbstmanagement gleichgesetzt mit dem Konstrukt der Selbstpflege, aber deutlich unterschieden von Konstrukten wie der Therapietreue oder -adhärenz, der Mitwirkung an der Therapie oder der Compliance. In Abgrenzung zu diesen Konstrukten wird das Selbstmanagement hier als die selbstbestimmte, mehr oder weniger bewusste Entscheidung der/des Betroffenen für oder gegen bestimmte Verhaltensweisen verstanden, um die Erkrankung entsprechend den eigenen Bedürfnissen und Präferenzen in das eigene Leben zu integrieren [35].

Tab. 5.2: Schwerpunkte und Aktivitäten des Selbstmanagements bei chronischen Erkrankungen [nach 33].

Schwerpunkt	Prozesse und Aktivitäten des Selbstmanagements

Umgang mit den Anforderungen der Krankheit und Therapie	– Lernen, d. h. Erwerb von Wissen, Fähigkeiten und Fertigkeiten bezogen auf die Erkrankung und die Therapie (z. B. Wundversorgung, Kompressionstherapie)
	 – Übernahme von Eigenverantwortung im Umgang mit der Krankheit und Therapie
	  – Beobachtung von Symptomen und körperlichen oder psychischen Reaktionen auf die Therapie
	  – Eigenständige Durchführung von Behandlungsmaßnahmen (z. B. Wundversorgung, Kompressionstherapie)
	  – Eigenständige Anpassung der Behandlung in Reaktion auf beobachtete Veränderungen
	  – Einhaltung von Behandlungs- und Pflegeterminen
	 – Initiierung und Aufrechterhaltung von Lebensstiländerungen (z. B. Ernährung, Bewegung, Umgang mit Stress)
	 – Ausbildung von Expertenkompetenzen im Umgang mit der Erkrankung
	  – Aneignung von Problemlösekompetenzen
	  – Entwicklung eines Verständnisses für die eigenen körperlichen, psychischen und sozialen Bedürfnisse im Verhältnis zu den Krankheits- und Therapieanforderungen)
	  – Entwicklung von Selbstvertrauen und Selbstwirksamkeit

Aktivierung von Ressourcen	– Bildung und Aufrechthaltung effektiver Beziehungen mit professionellen Behandelnden und Pflegenden (Ressourcen der Gesundheitsdienste)
	  – Finden geeigneter Behandlungs- und Unterstützungsangebote
	  – Gelingende Kommunikation und gemeinsame Entscheidungsfindung
	 – Identifizierung und Nutzung eigener psychischer Ressourcen
	  – Identifizierung eigener psychischer Stärken und früherer positiver Erfahrungen
	  – Aufrechthaltung von Selbstdisziplin, Motivation und Hoffnung
	  – Stärkung des Selbstwertgefühls
	 – Identifizierung und Nutzung spiritueller Ressourcen
	  – Identifizierung und Nutzung eigener spiritueller Kraftquellen (z. B. Glaube)
	  – Anschluss an kraftspendende, spirituell inspirierende Gemeinschaften
	 – Identifizierung und Nutzung sozialer Ressourcen
	  – Unterstützungsressourcen von Familie und Freunden
	  – Eigene Aktivitäten zur Vermeidung sozialer Isolation
	  – Selbsthilfegruppen bzw. Austausch mit anderen Betroffenen
	  – Erkennen von Abhängigkeits-/Unabhängigkeitsmustern
	 – Identifizierung und Nutzung kommunaler Ressourcen
	  – Identifizierung und Nutzung kommunaler Unterstützungsangebote (z. B. erleichterter Zugang zu öffentlichem Nahverkehr oder Freizeitangeboten)
	  – Anschluss an lokale Gruppen

Tab. 5.2 (fortgesetzt)

Schwerpunkt	Prozesse und Aktivitäten des Selbstmanagements

Leben mit der chronischen Erkrankung	– Emotionsverarbeitung
	  – Erkennen, Beschreiben und Verstehen emotionaler Reaktionen
	  – Verarbeitung der Diagnose und Umgang mit Schuldzuschreibungen (subjektive Krankheitstheorien)
	  – Trauerarbeit
	– Anpassung an die Erkrankung
	  – „Sinn" der Erkrankung verstehen
	  – Erkennen und Verarbeiten von körperlichen, psychischen und sozialen Veränderungen infolge der Erkrankung (z. B. Veränderung des Körperbilds oder der Mobilität)
	  – Umgang mit Unsicherheit
	  – Entwicklung von Bewältigungsstrategien und Erkennen neuer Zukunftschancen
	  – Akzeptanz der neuen „Normalität"
	– Anpassung an das neue Selbst
	  – Erkennen und Aneignen veränderter eigener Rollen
	  – Reflexion der eigenen Gesundheitsüberzeugungen und sozialer Vergleiche
	  – Umgang mit Stigmatisierungen
	  – Umgang mit Informationen über die eigene Erkrankung im Kontakt mit anderen
	– Integration der Erkrankung in das tägliche Leben
	  – Neuorganisation von Tagesabläufen
	  – Akzeptanz und Nutzung personeller Unterstützung
	  – Integration krankheits- bzw. therapiebedingter Aktivitäten in das tägliche Leben
	  – Flexibilität
	– Streben nach neuer „Normalität"
	  – Aufrechthaltung üblicher Rollen und Aktivitäten soweit wie möglich
	  – Umgang mit Veränderungen im Arbeits-, Freizeit- und Familienleben
	  – Finden einer neuen Balance zwischen krankheits- und therapiebedingten Anforderungen an Alltagsgestaltung und eigenen Bedürfnissen
	  – Identifizierung neuer, persönlich wertvoller Aktivitäten
	– Persönliche Weiterentwicklung
	  – Reflexion eigener Präferenzen und Werte
	  – Überdenken der Erwartungen an das eigene Leben
	  – Bewusstsein für eigene Stärken und Schwächen
	  – Bewusstsein für die Endlichkeit des Lebens
	  – Gewinnung neuer, persönlich angemessener Sinnzuschreibungen für die verschiedenen Lebensbereiche (Freizeit, Familie, Spiritualität)

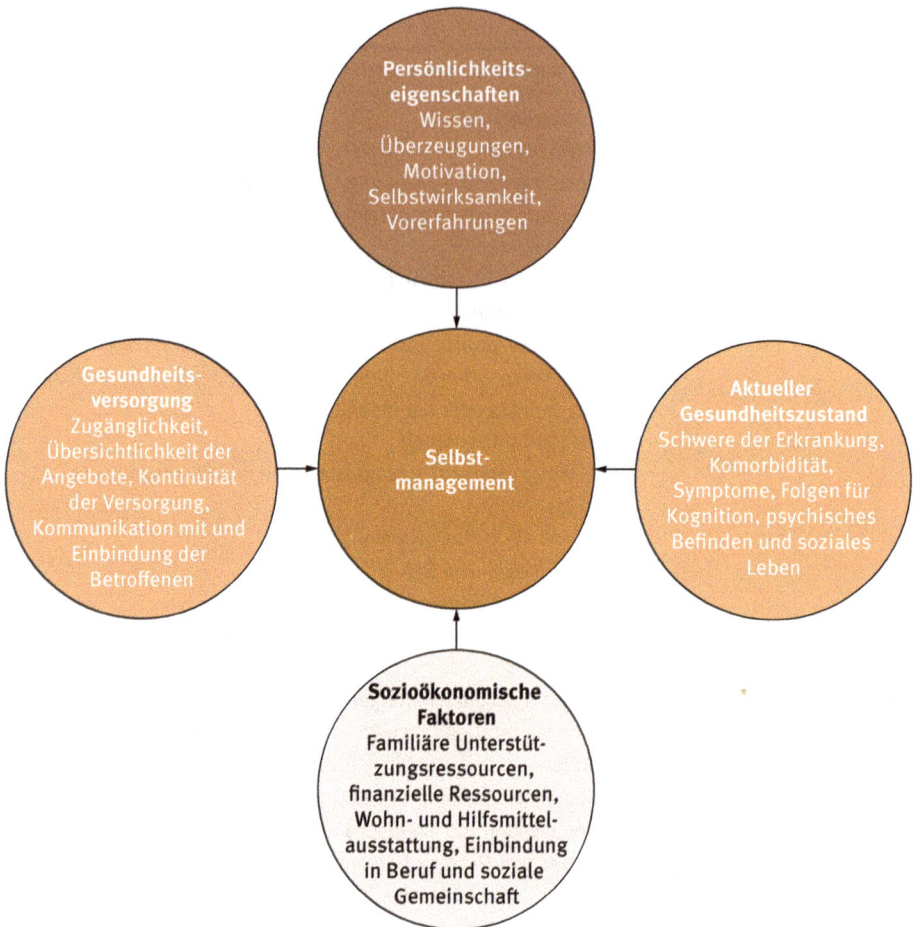

Abb. 5.2: Einflussfaktoren auf das Selbstmanagement bei chronischen Erkrankungen [nach 34].

So verstanden, stellt das Selbstmanagement der/des Betroffenen einen zentralen Bezugsrahmen für die Planung der Behandlungs- und Pflegeziele und -maßnahmen [▸Kap. 6] dar und sollte daher von Beginn des Versorgungsprozesses an gemeinsam mit der/dem Betroffenen und bei Bedarf den persönlichen Bezugspersonen in den Blick genommen werden. Hierbei sollten sowohl die aktuellen oder angestrebten Selbstmanagementstrategien der/des Betroffenen erhoben als auch bestehende Ressourcen und Barrieren erkundet werden.

Für das Selbstmanagement-Assessment bezogen auf die hier betrachteten Wundarten liegen bisher kaum strukturierte Assessmentleitfäden in deutscher Sprache vor. In der Literaturstudie zum Nationalen Expertenstandard zur Pflege von Menschen mit chronischen Wunden [15] wird auf zwei englische Instrumente für die Erfassung des Selbstmanagements im Kontext des diabetischen Fußsyn-

droms sowie auf den deutschsprachigen Wittener Aktivitätenkatalog der Selbstpflege für Patienten mit venös bedingten offenen Beinen (WAS-VOB) verwiesen.
Diese drei Instrumente sind jedoch zunächst (weiter) hinsichtlich der Validität, Reliabilität, Anwendbarkeit und Konsequenzen für die Behandlungsprozesse und -er-
gebnisse in der deutschsprachigen Rouutineversorgung zu untersuchen, bevor eine
verbreitete Implementierung empfohlen werden kann. Für die Beurteilung des
Selbstmanagements älterer Menschen mit Dekubitus konnte in der internationalen
und deutschsprachigen Forschungsliteratur kein geeignetes Instrument identifiziert werden.

Die Abwesenheit ausreichend erprobter Instrumente sollte in der Praxis jedoch dem Assessment
des Selbstmanagements nicht entgegenstehen. Orientierend können hierbei die dargestellten Erkenntnisse zu den allgemeinen Prozessen des Selbstmanagements [▸Tab. 5.2] bei chronischen Erkrankungen und den förderlichen und erschwerenden Einflussfaktoren [▸Abb. 5.2] herangezogen
werden.

5.3 Individuelle Behandlungspräferenzen

Zusammen mit den subjektiven Auswirkungen der chronischen Wunden auf die
verschiedenen Lebensbereiche sind für die Behandlungs- und Pflegeplanung die
individuellen Präferenzen bzw. Ziele der Betroffenen essenziell. Trotz der großen
Bandbreite an physischen, psychischen und sozialen Auswirkungen zeichnen empirische Befunde zu den Behandlungspräferenzen ein relativ klares Bild: Demnach
steht für den weit überwiegenden Teil der Betroffenen unabhängig von der Art der
chronischen Wunde eine rasche Heilung an erster Stelle [10,36]. Weitere wichtige
persönliche Behandlungsziele sind die Reduktion von Schmerzen sowie die Wie-
dererlangung der Mobilität, der Unabhängigkeit, der sozialen Kontakte und des
Aktionsradius wie im früheren „normalen" Leben. Für Menschen mit diabetischem
Fußsyndrom ist es zudem wichtig, möglichst frühzeitig Sicherheit in der Entscheidung für oder gegen eine Amputation zu erlangen [10]. Je nach Ursache der Wunde, vorliegenden Selbstmanagement-Ressourcen und -Barrieren oder auch Lebenssituation (z. B. unmittelbares Lebensende) können zudem weitere spezifische Ziele
im Vordergrund stehen, etwa der Zugang zu einer effektiven Behandlung, ohne
Versorgungsbrüche befürchten zu müssen, oder die Aneignung von Strategien zur
Sekundärprävention [10]. Da Menschen mit chronischen Wunden oft bereits auf
eine relativ lange, wenig erfolgreiche Behandlungsgeschichte blicken, kann es für
sie ebenso wie für ihre familiären Bezugspersonen auch sehr wichtig sein, über-
haupt wieder Vertrauen in die Behandlung fassen zu können [10,36].

Diese individuellen Präferenzen sollten im Versorgungsprozess identifiziert, im
Gespräch mit den Betroffenen und bei Bedarf deren Bezugspersonen besprochen
und in gemeinsam abgestimmte Behandlungs- und Pflegeziele übersetzt werden.

Literatur

[1] U.S. Department of Health and Human Services FDA Center for Drug Evaluation and Research; U.S. Department of Health and Human Services FDA Center for Biologics Evaluation and Research; U.S. Department of Health and Human Services FDA Center for Devices and Radiological Health. Guidance for industry: patient-reported outcome measures: use in medical product development to support labeling claims: draft guidance. Health Qual Life Outcomes. 2006 Oct 11;4:79.

[2] Engelhardt M, Elias K, Augustin M, Debus ES. Erfassung der Lebensqualität bei chronischen Wunden und Gefäßerkrankungen. Gefäßchirurgie. 2015;20:10–7.

[3] Hogg FR, Peach G, Price P, Thompson MM, Hinchliffe RJ. Measures of health-related quality of life in diabetes-related foot disease: a systematic review. Diabetologia. 2012;55:552–65.

[4] Launois R. Health-related quality-of-life scales specific for chronic venous disorders of the lower limbs. J Vasc Surg Venous Lymphat Disord. 2015;3:219–27.

[5] Palfreyman S, Mulhern B. The psychometric performance of generic preference-based measures for patients with pressure ulcers. Health Qual Life Outcomes. 2015;13:117.

[6] Gorecki C, Brown JM, Nelson EA et al. Impact of pressure ulcers on quality of life in older patients: a systematic review. J Am Geriatr Soc. 2009;57:1175–83.

[7] Gorecki C, Lamping DL, Brown JM, Madill A, Firth J, Nixon J. Development of a conceptual framework of health-related quality of life in pressure ulcers: a patient-focused approach. Int J Nurs Stud. 2010;47:1525–34.

[8] Gorecki C, Nixon J, Madill A, Firth J, Brown JM. What influences the impact of pressure ulcers on health-related quality of life? A qualitative patient-focused exploration of contributory factors. J Tissue Viability. 2012;21:3–12.

[9] van Acker K, Léger P, Hartemann A, Chawla A, Siddiqui MK. Burden of diabetic foot disorders, guidelines for management and disparities in implementation in Europe: a systematic literature review. Diabetes Metab Res Rev. 2014;30:635–45.

[10] Cullum N, Buckley H, Dumville J et al. Wounds research for patient benefit: a 5-year programme of research. Southampton, UK: NIHR Journals Library; 2016.

[11] González-Consuegra RV, Verdú J. Quality of life in people with venous leg ulcers: an integrative review. J Adv Nurs. 2011;67:926–44.

[12] Pedras S, Carvalho R, Pereira MG. Predictors of quality of life in patients with diabetic foot ulcer: The role of anxiety, depression, and functionality. J Health Psychol. 2016 [Epub ahead of print].

[13] Deutsches Netzwerk für Qualitätsentwicklung in der Pflege (Hrsg.). Expertenstandard „Pflege von Menschen mit chronischen Wunden – 1. Aktualisierung 2015". Schriftenreihe des Deutschen Netzwerks für Qualitätsentwicklung in der Pflege. Osnabrück; 2015.

[14] Heyer K, Herberger K, Protz K et al. Nationaler Konsensus zu Wunddokumentation beim Ulcus cruris. Teil 1: Routineversorgung – „Standard-Dataset" und „Minimum-Dataset". Hautarzt, 2017, DOI 10.1007/s00105-017-4011-7.

[15] Panfil E-M, Halbig C. Literaturstudie. In: Deutsches Netzwerk für Qualitätsentwicklung in der Pflege (Hrsg.). Expertenstandard „Pflege von Menschen mit chronischen Wunden – 1. Aktualisierung 2015". Schriftenreihe des Deutschen Netzwerks für Qualitätsentwicklung in der Pflege. Osnabrück; 2015. S. 49–111.

[16] Deutsches Netzwerk für Qualitätsentwicklung in der Pflege (Hrsg.). Expertenstandard nach § 113a SGB XI Erhaltung und Förderung der Mobilität in der Pflege. Abschlussbericht. Hochschule Osnabrück, 2014, https://www.gkv-spitzenverband.de/media/dokumente/pflegeversicherung/qualitaet_in_der_pflege/expertenstandard/Pflege_Expertenstandard_Mobilitaet_Abschlussbericht_14-07-14_finaleVersion.pdf, letzter Zugriff am 17.07.2017.

[17] Bergert FW, Braun M, Feßler J et al. Hausärztliche Leitlinie Geriatrisches Assessment in der Hausarztpraxis. Addendum zur Leitlinie: Allgemeine Geriatrie Teil I und Teil II. AWMF-

Registernummer: 053–015. Leitliniengruppe Hessen der Deutschen Gesellschaft für Allgemeinmedizin und Familienmedizin. Version 1.02 vom 04. 07. 2017. http://www.awmf.org/uploads/tx_szleitlinien/053-015l_S1_Geriatrisches_Assessment_in_der_Hausarztpraxis_2017-07.pdf, letzter Zugriff am 17. 07. 2017.

[18] Freund H. Geriatrisches Assessment und Testverfahren. 2., überarb. u. erw. Aufl. Stuttgart: Kohlhammer; 2014.

[19] Müller K, Karrer S, Apfelbacher C, Blome C, Berneburg M, Koller M. Lebensqualität in der Dermatologie. Von der Messung zur praktischen Umsetzung. Hautarzt. 2015;66:287–98.

[20] Panfil E-M. Standardisierte Messinstrumente zur Erfassung der wundbezogenen Lebensqualität von Menschen mit chronischen Wunden allgemein sowie mit Dekubitus. Wund Management. 2015;9:194–198.

[21] Augustin M, Baade K, Herberger K et al. Use of the WoundQoL instrument in routine practice: Feasibility, validity and development of an implementation tool. Wound Medicine. 2014;5:4–8.

[22] Blome C, Baade K, Debus ES, Price P, Augustin M. The "Wound-QoL": A short questionnaire measuring quality of life in patients with chronic wounds based on three established disease-specific instruments. Wound Rep Regen. 2014;22:504–14.

[23] Price P, Harding K. Cardiff Wound Impact Schedule: the development of a condition-specific questionnaire to assess health-related quality of life in patients with chronic wounds of the lower limb. Int Wound J. 2004;1:10–17.

[24] Augustin M, Herberger K, Rustenbach SJ, Schäfer I, Zschocke I, Blome C. Quality of life evaluation in wounds: validation of the Freiburg Life Quality Assessment-wound module, a disease-specific instrument. Int Wound J. 2010;7:493–501.

[25] Debus ES, Spech E, Larena-Avellaneda A, Faller HH. Lebensqualität bei arteriellen und venösen Ulcera cruris – Einführung eines krankheits-spezifischen Messinstruments. Gefäßchirurgie. 2005;10:99–108.

[26] Bundesärztekammer (BÄK), Kassenärztliche Bundesvereinigung (KBV), Arbeitsgemeinschaft der Wissenschaftlichen Medizinischen Fachgesellschaften (AWMF). Nationale VersorgungsLeitlinie Therapie des Typ-2-Diabetes. Präventions- und Behandlungsstrategien für Fußkomplikationen. Langfassung, Version 2.8. 2006, zuletzt geändert: Februar 2010. Available from: http://www.leitlinien.de/mdb/downloads/nvl/diabetes-mellitus/dm-fusskomplikationen-vers2.8-lang.pdf, letzter Zugriff am 17. 07. 2017.

[27] Deutsche Gesellschaft für Wundheilung und Wundbehandlung e.V. Lokaltherapie chronischer Wunden bei Patienten mit den Risiken periphere arterielle Verschlusskrankheit, Diabetes mellitus, chronische venöse Insuffizienz. Version 1, AWMF-Register Nr. 091/001, Stand: 12. 06. 2012, http://www.awmf.org/mwg-internal/de5fs23hu73ds/progress?id=LOPZBGBpkb91SRdY-JCNza69mQIFdU6V1YDgbONyLbw, letzter Zugriff am 17. 07. 2017.

[28] Bundesärztekammer (BÄK), Kassenärztliche Bundesvereinigung (KBV), Arbeitsgemeinschaft der Wissenschaftlichen Medizinischen Fachgesellschaften (AWMF). Nationale VersorgungsLeitlinie Neuropathie bei Diabetes im Erwachsenenalter – Langfassung, 1. Auflage. Version 5. 2011. Available from: www.dm-neuropathie.versorgungsleitlinien.de; letzter Zugriff am 17. 07. 2017, DOI: 10.6101/AZQ/000302.

[29] Ziegler D, Keller J, Maier C, Pannek J. Diabetische Neuropathie. Diabetologie. 2014;9:100–10.

[30] Gorecki C, Nixon J, Lamping DL, Alavi Y, Brown JM. Patient-reported outcome measures for chronic wounds with particular reference to pressure ulcer research: a systematic review. Int J Nurs Stud. 2014;51:157–65.

[31] Lorig KR, Holman HR. Self-management education: history, definition, outcomes and mechanisms. Annals of Behavioral Medicine. 2003;26:1–7.

[32] Richard AA, Shea K. Delineation of self-care and associated concepts. Journal of Nursing Scholarship. 2011;43:255–264.

[33] Schulman-Green D, Jaser S, Martin F et al. Processes of self-management in chronic illness. J Nurs Scholarsh. 2012;44:136–44.

[34] Schulman-Green D, Jaser SS, Park C, Whittemore R. A metasynthesis of factors affecting self-management of chronic illness. J Adv Nurs. 2016;72:1469–89.

[35] Aduluv A, Packer T, Gutchinson S, Roger K, Kephart G. Coping, adapting or self-managing – what is the difference? A concept review based on the neurological literature. J Adv Nurs. 2016;72:2629–43.

[36] Augustin M, Blome C, Zschocke I et al. Benefit evaluation in the therapy of chronic wounds from the patients' perspective – development and validation of a new method. Wound Repair Regen. 2012;20:8–14.

Katrin Balzer

6 Patientenedukation und Förderung des Selbstmanagements

Neben der lokalen und unter Umständen auch systemischen Therapie der chronischen Wunden stellt die Unterstützung der Betroffenen im Selbstmanagement eine zentrale Säule der Behandlung und Pflege der Betroffenen dar. Wie in Kapitel 5.2.2 dargelegt, gilt es hierbei die Betroffenen dabei zu unterstützen, die krankheits- und therapiebedingten Anforderungen zu bewältigen und eigene Erwartungen, Rollen und Aktivitäten anzupassen. Da chronische Wunden stets Folge einer anderen, meist chronischen Erkrankung sind und meist Menschen mit Mehrfacherkrankungen und/oder fortgeschrittener Gebrechlichkeit betreffen, berühren die erforderliche Selbstmanagementleistungen nicht nur die Wunde an sich, sondern mindestens auch die ursächliche Erkrankung oder gar ein ganzes Bündel an individuell vorliegenden Erkrankungen und Gesundheitsproblemen. Maßnahmen zur Förderung des Selbstmanagements sind daher notwendigerweise komplex, d. h. sie umfassen mehr als eine Art der Unterstützung und müssen auf die Bedürfnisse und Ressourcen der Betroffenen zugeschnitten sein.

Dies hat zur Konsequenz, dass es nicht „das" Schema für die beste Art der Unterstützung des Selbstmanagements von Menschen mit chronischen Wunden gibt. Hinzu kommt, dass – trotz der großen Relevanz chronischer Wunden für das individuelle Selbstmanagement und die subjektive Gesundheit der Betroffenen – Maßnahmen zur Förderung des Selbstmanagemets in diesem Personenkreis bisher kaum theoretisch und empirisch fundiert entwickelt und evaluiert wurden [1,2,3]. Empfehlungen zur Unterstützung des Selbstmanagements basieren vor allem auf Expertenwissen und der theoretischen Übertragung von Erkenntnissen zum Selbstmanagement bei anderen chronischen Erkrankungen. Diese Wissensgrundlagen bilden auch die Basis für das gerade in der geriatrischen Versorgung zunehmend an Bedeutung gewinnende Prinzip der personen- bzw. patientenzentrierten Behandlung und Pflege.

Merke:
Nach einer aktuellen Definition der American Geriatrics Society (AGS) [4] bedeutet personenzentrierte Versorgung, dass unmittelbar zu Beginn einer therapeutischen oder pflegerischen Beziehung die individuellen Präferenzen und Werte der/des Betroffenen herausgearbeitet werden und diese dann allen anstehenden Therapie- und Pflegeentscheidungen zugrunde gelegt werden. Hierdurch soll sichergestellt werden, dass mit der Behandlung und Pflege realistische und für den Lebensalltag der/des Betroffenen relevante Ziele verfolgt werden – und dies durch alle an der Behandlung und Pflege Beteiligten.

---

https://doi.org/10.1515/9783110501803-006

Eine personenzentrierte Versorgung zeichnet sich demnach unter anderem durch folgende Schlüsselmerkmale aus [4]:

- Erstellung eines individualisierten, zielorientierten Behandlungs- und Pflegeplans auf der Basis der Präferenzen der/des Betroffenen.
- Regelmäßig wiederkehrende Überprüfung der individuellen Ziele und des Behandlungs- und Pflegeplans.
- Umsetzung der Behandlung und Pflege durch ein interprofessionelles Team mit der/dem Betroffenen als integralem Teammitglied.
- Definition eines Hauptansprechpartners innerhalb des Teams für die Betroffene/den Betroffenen.
- Kontinuierlicher Informationsaustausch im interprofessionellen Team.
- Schulung der professionellen Teammitglieder in den Schlüsselelementen der personenzentrierten Versorgung, inklusive der Anerkennung der Autonomie der/des Betroffenen.
- Information, Beratung und Anleitung der/des Betroffenen und ihrer/seiner familiären Pflegepersonen, um informierte Entscheidungen treffen zu können.
- Kontinuierliches Monitoring der Umsetzung auf der Basis regelmäßiger Rückmeldungen durch die Betroffene/den Betroffenen und deren familiären Pflegepersonen.

Diese Schlüsselelemente decken sich mit aktuellen Erkenntnissen zu bevorzugten Methoden der Unterstützung des Selbstmanagements von Menschen mit chronischen Erkrankungen [▶Kap. 6.1] und bilden daher den theoretischen Rahmen dieses Kapitels. Im Folgenden werden zunächst methodische Eckpunkte der personenzentrierten Unterstützung des Selbstmanagements älterer Menschen vorgestellt. Anschließend wird auf einzelne inhaltliche Schwerpunkte der Selbstmanagementförderung bei älteren Menschen eingegangen.

6.1 Methoden der personenzentrierten Unterstützung des Selbstmanagements

Übergreifend über verschiedene chronische Krankheiten hinweg konnten verschiedene Autoren in Übersichtsarbeiten methodische Kernanforderungen an die Unterstützung des Selbstmanagements älterer Menschen mit chronischen Erkrankungen identifizieren [5,6]. In diesen Arbeiten wurden sowohl die Machbarkeit und die Veränderung von Selbstmanagementprozessen als auch die Effekte dieser Veränderungen auf patientenrelevante Endpunkte (z. B. Rate von Komplikationen oder Lebensqualität) analysiert. Für die Strategien zur Förderung des Selbstmanagements konnten dabei meist nur kurzfristige Verbesserungen in einzelnen patientenrelevanten Endpunkten nachgewiesen werden. Diese zumindest kurzfristig wirksamen Unterstützungsstrategien umfassten folgende Komponenten:

- **Vermittlung von Wissen:** Es gibt keine bevorzugte Vermittlungsform, wobei punktuelle Ergebnisse darauf hinweisen, dass die Kombination mehrerer Formate und Methoden sowie die Nutzung interaktiver Methoden effektiver sind als eine Methode allein oder reine Vortragsformate. Es ist bisher auch nicht bekannt, inwieweit bestimmte Lerntheorien anderen überlegen sind.

- **Unterstützung in praktischen Bewältigungsstrategien:** Diese zielen vor allem auf die Integration der Erkrankung in das tägliche Leben und die Unterstützung in den Aktivitäten des täglichen Lebens, sodass die Betroffenen weitestgehend ihre Selbstständigkeit aufrecht halten können. Je nach Anforderungen an das krankheits- oder therapiespezifische Selbstmanagement können dies auch Hilfestellungen (z. B. Maßnahmenpläne, Erinnerungen) zur Umsetzung von Selbstbeobachtung (z. B. Ödeme, Schmerzen im Tagesverlauf) oder selbstständig durchzuführende Therapiemaßnahmen (z. B. Kompressionstherapie, Bewegung, regelmäßige Positionswechsel) sein.

- **Unterstützung psychosozialer Anpassungen:** Diese sollten darauf ausgerichtet sein, psychische Anpassungsprozesse und die Wiedergewinnung bzw. Aufrechterhaltung sozialer Kontakte und Partizipation zu unterstützen. Während letztere Maßnahmen ganz praktischer Natur sein können, z. B. durch die Bereitstellung entsprechender Hilfsmittel, kann die psychische Unterstützung das niedrigschwellige Training von Problemlösefähigkeiten bis hin zu kognitiv-verhaltenstherapeutischer Begleitung umfassen.

Keine dieser Komponenten scheint allein geeignet zu sein, das Selbstmanagement effektiv und nachhaltig zu fördern. Viel eher sollten sie unter Beachtung der nachfolgenden Leitideen miteinander kombiniert werden [5,6]:

- Maßnahmen zur Unterstützung des Selbstmanagements sollten an die individuellen Kenntnisse und Überzeugungen der Betroffenen hinsichtlich ihrer Erkrankung, die individuellen kulturellen und sozialen Lebensbedingungen und den aktuellen Schweregrad der Erkrankung angepasst werden.
- Maßnahmen zur Unterstützung des Selbstmanagements sollten entsprechend den jeweils aktuellen Bedürfnissen und Präferenzen der Betroffenen priorisiert werden.
- Eine Voraussetzung für effektive Unterstützung des Selbstmanagements ist eine zufriedenstellende Kommunikation zwischen den zuständigen professionellen Akteuren und den Betroffenen. Für die Betroffenen ist es wichtig, das Gefühl zu haben, dass ihnen zugehört wird und sie ernst genommen und verstanden werden. Vertrauen ist für die Betroffenen ein Schlüsselelement für ein erfolgreiches Selbstmanagement. Die Kommunikation der professionellen Akteure sollte darauf ausgerichtet sein, ein solches Vertrauen aufzubauen und die Sichtweisen, Bedürfnisse und Probleme der Betroffenen herauszufinden.
- Es ist nicht klar, inwieweit bevorzugt bestimmte Berufsgruppen für die Unterstützung des Selbstmanagements bei chronischen Erkrankungen verwantwortlich sein sollten. Häufig sind es in den evaluierten Programmen zwar spezialisierte Pflegefachkräfte, je nach Themenbereich können aber auch Ärztinnen/Ärzte, Angehörige von Therapieberufen oder Apothekerinnen/Apotheker infrage kommen. Als Voraussetzung gilt vor allem die Fähigkeit des Aufbaus einer vertrauensvollen Beziehung zu den Betroffenen entsprechend den beschriebenen Anforderungen.
- Als wesentlich hat sich darüber hinaus herausgestellt, dass sich die an der Versorgung beteiligten Versorgungsinstitutionen konsequent zur Förderung des Selbstmanagements im Sinne der genannten Leitideen bekennen und dieses durch entsprechende Strukturen (z. B. Schulungsangebote für die Professionellen) und Prozessanpassungen unterstützen.

Obwohl die Autoren der geannten Übersichtsarbeiten die empfohlenen Merkmale von Selbstmanagementförderungsangeboten für ältere Menschen nicht als dezidiert personenzentriert beschreiben, decken sich diese mit den eingangs beschriebenen Prinzipien der personenzentrierten Versorgung. Diese Prinzipien sollten auch Grundlage für die Selbstmanagementförderung bei Menschen mit chronischen Wunden sein, unabhängig von der Art der Wunde und den individuellen Unterstützungsschwerpunkten.

6.2 Unterstützung des Selbstmanagements bei chronischen Wunden

Der individuelle Bedarf an Selbstmanagementunterstützung ergibt sich aus den jeweils dominierenden Beeinträchtigungen in der subjektiven Gesundheit und Lebensqualität sowie im Selbstmanagement. Um diesen Bedarf zu ermitteln, bietet sich eine Orientierung an den in den Kapiteln 5.2.1 und 5.2.2 beschriebenen Beeinträchtigungen und Einflussfaktoren an. In der Regel konzentrieren sich notwendige Maßnahmen zur Selbstmanagementförderung je nach individuellen Problem- und Bedürfnislagen auf einen oder mehrere der folgenden Schwerpunkte [7]:
- Verständnis der Wundursachen und zu erwartender Wundheilungsverlauf (Prozesse und Zeitbedarf)
- Vermeidung zusätzlicher thermischer, mechanischer oder chemischer Traumata im Wundgebiet
- Beobachtung und Verringerung von Schmerzen, Exsudat, Geruch und anderen Symptomen der Wunde oder Grunderkrankung (z. B. Ödeme)
- Bewältigung von psychischen und sozialen Folgen der chronischen Wunde
- Angemessene Durchführung therapeutischer Maßnahmen (z. B. Kompressionstherapie, atraumatische, hygienisch sachgerechte Verbandwechsel)
- Lebensstilanpassungen zur Sekundärprävention (z. B. Ernährung und Bewegung)
- Anforderungen an Aktivitäten des täglichen Lebens (z. B. Hautreinigung und -pflege).

Die genauen Inhalte dieser Unterstützungsmaßnahmen können je nach Art, Schwere, Ursache und lokaler Therapie der Wunden variieren. Auf wundspezifische Schwerpunkte der Selbstmanagementförderung wird in den Kapiteln 6.2.1 bis 6.2.4 näher eingegangen.

Jede Form der ernährungsbezogenen Unterstützung sollte auf der Basis einer umfassenden Beurteilung des Ernährungszustands unter Beachtung der Grunderkrankung erfolgen. Für die Anforderungen an das Assessment sowie mögliche therapeutisch-pflegerische Konsequenzen sei auf einschlägige evidenzbasierte Empfehlungen [8,9,10,11] verwiesen.

Hinweise und Unterstützungsangebote zur Hautreinigung und zur Hautpflege in der Wundumgebung und an weiteren gefährdeten Körperstellen sollten ebenfalls aktuelle evidenzbasierte Empfehlungen berücksichtigen. Als eine Grundlage bietet sich hierfür der von Lichterfeld et al. [12] entwickelte Algorithmus zur Hautpflege und zur Hautreinigung bei älteren Menschen abhängig vom Hautzustand (eher trocken oder eher feucht) an. Tabelle 6.1 gibt beispielhaft einen Überblick über die Empfehlungen der Autoren für die Hautpflege und -reinigung an besonders anfälligen Körperpartien für chronische Wunden (Beine, Rumpf).

6.2.1 Förderung des Selbstmanagements bei diabetischem Fußsyndrom

Für Personen mit diabetischem Fußsyndrom ist sowohl die Heilung bestehender Ulzera, inklusive der Vermeidung von Amputationen, als auch die Prävention eines Wiederauftretens wichtig. Verfügbare Studien zur Unterstützung des Selbstmanagements beziehen sich hauptsächlich auf die Prävention Diabetes-assoziierter Fußulzera und deren Folgen (Amputation) durch Information, Anleitung und Beratung als Einzelmaßnahme [13] oder in Kombination mit weiteren Maßnahmen zur Sicherung der Kontinuität der Versorgung und der selbstständigen Umsetzung von Therapiemaßnahmen [1]. Inhaltlich sind die untersuchten Interventionen hauptsächlich auf das frühzeitige Erkennen potenzieller Fußprobleme sowie die Anwendung von Maßnahmen zum Schutz der Füße vor Fehlbelastungen und Verletzungen ausgerichtet.

Trotz inhaltlicher Überlappungen variieren die evaluierten Unterstützungsangebote methodisch so stark, dass die Autoren die berichteten Effekte nicht zusammenfassend auswerten konnten. Beide Arbeiten [1,13] zeigen vereinzelt günstige Auswirkungen auf die Amputationsrate und andere Fußkomplikationen sowie auf die Selbstmanagementaktivitäten. Aufgrund verbreiteter Verzerrungsrisiken und der Uneinheitlichkeit der Ergebnisse erlauben diese Ergebnisse jedoch keine direkten Rückschlüsse auf die in der Praxis tatsächlich zu erwartenden Effekte.

Basierend auf diesen Ergebnissen und nationalen wie internationalen Leitlinienempfehlungen werden im Expertenstandard „Pflege von Menschen mit chronischen Wunden" [7] folgende Schwerpunkte für die Selbstmanagementförderung zur Sekundärprävention diabetischer Fußulzera genannt:

- Früherkennung von Fußveränderungen
- Fuß- und Schuhinspektion
- regelmäßige Fußpflege
- sachgerechtes Tragen von druckentlastendem, orthopädischem Schuhwerk
- Umgang mit Verletzungen
- sicheres Gehen zur Sturzvermeidung
- Selbstbeobachtungs-, Selbstbewertungs- und Selbstkontrollstrategien im Umgang mit der Grunderkrankung Diabetes mellitus
- Strategien zur Prävention und Früherkennung von anderen Folgeerkrankungen
- regelmäßige Teilnahme an Kontrolluntersuchungen und Schulungsangeboten entsprechend den Empfehlungen der Deutschen Diabetes Gesellschaft (DDG)

Tab. 6.1: Evidenzbasierte Empfehlungen zur Hautreinigung und -pflege bei eher trockener oder feuchter Haut an Rumpf, Beinen oder Füßen [12].

	Eher trockene Hautareale	Eher feuchte Hautareale	Von Inkontinenz betroffene Hautareale
Hautreinigung	– Maximal einmal täglich – Lauwarmes Wasser – Vermeidung von Vollbädern, ggf. Reinigung auf „eher feuchte" Körperstellen beschränken – Lipophile Reinigungsprodukte inkl. Feuchthaltemittel (z. B. Urea, Glyzerin), pH-Wert 4 bis 5	– Maximal einmal täglich, nur bei Bedarf (starkes Schwitzen öfter) – Lauwarmes Wasser – Waschen oder Duschen, Vermeidung von Bädern – Abtrocknen mit weichem Handtuch, ohne „Rubbeln" der Haut; gründliches Abtrocknen der Zehenzwischenräume – Milde Syndets, pH-Wert 4 bis 5, ggf. Anwendung von Fertigreinigungstüchern	– Nach jeder Inkontinenzepisode – Reinigung nur der betroffenen Körperareale – Vermeidung von Bädern – Sanftes Abtrocknen – Verwendung von schleimhautfreundlichen Reinigungsmitteln, z. B. Reinigungsschaum oder milde Syndets, pH-Wert 4 bis 5, ggf. Anwendung von Fertigreinigungstüchern
Hautpflege	– Zweimal täglich, bei Bedarf auch öfter – Lipophile Pflegeprodukte inkl. Feuchthaltemittel (z. B. Urea, Glyzerin) und/oder Dexpanthenol für sehr trockene, rissige Haut; nicht an eher feuchten Hautstellen	Keine empfohlen	– Nach jeder Inkontinenzepisode – Hautschutz- bzw. Hautbarriereprodukte (z. B. inkl. Polymeren) – Keine „Leave on"-Produkte (Cremes, Lotionen)

6.2.2 Förderung des Selbstmanagements bei Ulcus cruris venosum

Im Vergleich zur Selbstmanagementförderung beim diabetischen Fußsyndrom sind Methoden zur Unterstützung des Selbstmanagements bei venös bedingten Beinulzera bisher deutlich seltener Gegenstand klinischer Forschung gewesen [3]. Ein wichtiges Momentum in der Behandlung dieser Art chronischer Wunden ist die konsequente Anwendung der Kompressionstherapie. Eine verfügbare systematische Übersichtsarbeit verweist auf drei randomisierte Vergleichsstudien, in denen die Effekte von Unterstützungsangeboten zur Umsetzung der Kompressionstherapie evaluiert wurden [14]. Die Unterstützungsstrategien umfassen die Vermittlung von Wissen, die Vermittlung sozialen Austauschs sowie sozialkognitiv ausgerichtete Angebote zur psychischen Beratung, Motivierung (unter anderem zur körperlichen Aktivität) und Begleitung. Die Ergebnisse zeigen Tendenzen zu einer Verbesserung der Heilungsraten und der Lebensqualität. Aufgrund ausgeprägter Verzerrungsrisiken und kleiner Fallzahlen sind die Gültigkeit und die klinische Relevanz dieser Befunde jedoch unklar. Die Ergebnisse weiterer Vorher-Nachher-Studien gehen in eine ähnliche Richtung, ohne aber die Beweiskraft der Erkenntnisse zu verbessern [2]. Insgesamt gelten auf der Basis vorliegender Ergebnisse und theoretischer Überlegungen folgende Inhalte als besonders relevant für die Selbstmanagementförderung bei Ulcus cruris venosum [7]:

- Notwendigkeit und Anwendung der Kompressionstherapie
- Nutzung von An- und Ausziehhilfen bei der Kompressionstherapie
- Implikationen der Kompressionstherapie für das tägliche Leben
- Erkennen potenzieller Komplikationen (sensorische Beeinträchtigungen, Druckgeschwüre, Schmerzen und Verfärbungen im distalen Bereich, Erhöhung der Vorlast bis hin zu Ödemen)
- Bewegungsförderung
- Hautpflege (unter den Kompressionsstrümpfen), z. B. durch Baumwollschlauchverbände unter den Kompressionsstrümpfen.

6.2.3 Förderung des Selbstmanagements bei Ulcus cruris arteriosum

Strategien zur Förderung des Selbstmanagements dieser Patientengruppe sind bislang kaum untersucht. Im Nationalen Expertenstandard „Pflege von Menschen mit chronischen Wunden" [7] werden drei Schwerpunkte für die Unterstützung des Selbstmanagements dieser Patientegruppe genannt: schmerzreduzierende Lagerung der Beine (Vermeidung von horizontaler bzw. hochgelagerter Positionierung), Bewegungsförderung und die Vermeidung äußerer Druckeinwirkung. Damit ähneln die Schwerpunkte teilweise denjenigen der Selbstmanagementförderung bei diabetischem Fußsyndrom, was sich durch Überschneidungen in den Pathomechanismen der Wunde (arterielle Durchblutungsstörungen) erklärt. Dennoch sollten die Unterstützungsmaßnahmen gezielt nach dem individuellen Bedürfnis- und Problemprofil der Betroffenen ausgewählt werden.

6.2.4 Förderung des Selbstmanagements bei Dekubitus

Eine zentrale Komponente der Behandlung bestehender Dekubitus ist die Vermeidung zusätzlicher Druckbelastung an der betroffenen Körperstelle [10]. Dies ist den Betroffenen aufgrund meist eingeschränkter Mobilität und erhöhter Pflegeabhängigkeit oft nur begrenzt möglich. Dennoch sollten Betroffene frühzeitig über einen festgestellten Dekubitus informiert sowie zu notwendigen Maßnahmen zur Druckverringerung oder -vermeidung angeleitet werden [7]. In einer randomisierten Vergleichsstudie mit australischen Krankenhauspatienten, die bei Aufnahme ein erhöhtes Dekubitusrisiko, jedoch keinen Dekubitus aufwiesen, konnte gezeigt werden, dass eine selbstwirksamkeitsorientierte pflegerische Intervention zur Anregung der Betroffenen zu regelmäßigen Positionswechseln und zur Bewegungsförderung breit akzeptiert wird, mit tendenziell günstigen Ergebnissen für die Dekubitusinzindenz [15,16]. Auch wenn diese Patientinnen und Patienten nicht direkt vergleichbar sind mit Patientengruppen, die bereits einen Dekubitus aufweisen, weisen diese Ergebnisse auf das sekundärpräventive Potenzial der Selbstmanagementförderung im Kontext der Dekubitusbehandlung hin.

6.3 Zusammenfassung

Wie andere chronische Erkrankungen auch, erfordern chronische Wunden von den Betroffenen komplexe Anpassungsleistungen, um die Heilung der Wunde zu fördern und die subjektive Gesundheit wiederzuerlangen. Ein wichtiges Element der Behandlung und Pflege von Menschen mit chronischen Wunden ist die Unterstützung dieser Anpassungsleistungen durch effektive Strategien der Selbstmanagementförderung. Nach aktuellem Forschungsstand ist es für eine wirkungsvolle Selbstmanagementförderung essenziell, dass die Ziele und Methoden dieser Unterstützung auf die Präferenzen und Werte der Betroffenen abgestimmt sind. Einen vielversprechenden Ansatz hierfür stellen die Prinzipien der personenzentrierten Versorgung dar. Die Integration dieser Prinzipien bedeutet, dass zusammen mit der/dem Betroffenen oder deren Bezugsperson in einem von Vertrauen und Wertschätzung geprägten Austausch die individuell passenden allgemeinen und wundspezifischen Selbstmanagementschwerpunkte identifiziert und entsprechende Unterstützungsmaßnahmen eingeleitet werden.

Literatur

[1] Hoogeveen RC, Dorresteijn JAN, Kriegsman DMW, Valk GD. Complex interventions for preventing diabetic foot ulceration. Cochrane Database of Systematic Reviews. 2015:8. Art. No.: CD007610.

[2] Panfil E-M, Halbig C. Literaturstudie. In: Deutsches Netzwerk für Qualitätsentwicklung in der Pflege (Hrsg.). Expertenstandard „Pflege von Menschen mit chronischen Wunden – 1. Aktualisierung 2015". Schriftenreihe des Deutschen Netzwerks für Qualitätsentwicklung in der Pflege. Osnabrück; 2015. S. 49–111.

[3] Shanley E, Moore ZEH. Patient education for preventing venous leg ulceration. Cochrane Database of Systematic Reviews. 2015;5. Art. No.: CD011696.

[4] American Geriatrics Society Expert Panel on Person-Centered Care. Person-Centered Care: A Definition and Essential Elements. J Am Geriatr Soc. 2016;64:15–8.

[5] Rees S, Williams A. Promoting and supporting self-management for adults living in the community with physical chronic illness: A systematic review of the effectiveness and meaningfulness of the patient-practitioner encounter. JBI Libr Syst Rev. 2009;7:492–582.

[6] Taylor SJC, Pinnock H, Epiphaniou E et al. A rapid synthesis of the evidence on interventions supporting self-management for people with long-term conditions: PRISMS – Practical systematic Review of Self-Management Support for long-term conditions. Southampton, UK: NIHR Journals Library; 2014.

[7] Deutsches Netzwerk für Qualitätsentwicklung in der Pflege (Hrsg.). Expertenstandard „Pflege von Menschen mit chronischen Wunden – 1. Aktualisierung 2015". Schriftenreihe des Deutschen Netzwerks für Qualitätsentwicklung in der Pflege. Osnabrück; 2015.

[8] Bundesärztekammer (BÄK), Kassenärztliche Bundesvereinigung (KBV), Arbeitsgemeinschaft der Wissenschaftlichen Medizinischen Fachgesellschaften (AWMF). Nationale VersorgungsLeitlinie Therapie des Typ-2-Diabetes – Langfassung, 1. Auflage. Version 4. 2013, zuletzt geändert: November 2014. Available from: www.dm-therapie.versorgungsleitlinien.de, cited: 17. 07. 2017, DOI: 10.6101/AZQ/000213.

[9] Deutsches Netzwerk für Qualitätsentwicklung in der Pflege (Hrsg.). Expertenstandard „Ernährungsmanagement zur Sicherung und Förderung der oralen Ernährung in der Pflege – 1. Aktualisierung 2017". Schriftenreihe des Deutschen Netzwerks für Qualitätsentwicklung in der Pflege. Osnabrück; 2017.

[10] National Pressure Ulcer Advisory Panel, European Pressure Ulcer Advisory Panel, Pan Pacific Pressure Injury Alliance. Prevention and Treatment of Pressure Ulcers: Clinical Practice Guideline. Emily Haesler [Ed.]. Osborne Park, Western Australia: Cambridge Media; 2014.

[11] Volkert D, Bauer JM, Frühwald et al. Leitlinie der Deutschen Gesellschaft für Ernährungsmedizin (DGEM) in Zusammenarbeit mit der GESKES, der AKE und der DGG. Klinische Ernährung in der Geriatrie – Teil des laufenden S3-Leitlinienprojekts Klinische Ernährung. AWM-Register-Nr. 073/019. Aktuel Ernahrungsmed. 2013;38:e1–e48.

[12] Lichterfeld A, Hauss A, Surber C, Peters T, Blume-Peytavi U, Kottner J. Evidence-based skin cCare: A systematic literature review and the development of a basic skin care algorithm. J Wound Ostomy Continence Nurs. 2015;42:501–24.

[13] Dorresteijn JAN, Kriegsman DMW, Assendelft WJJ, Valk GD. Patient education for preventing diabetic foot ulceration. Cochrane Database of Systematic Reviews 2014;12. Art. No.: CD001488.

[14] Weller CD, Buchbinder R, Johnston RV. Interventions for helping people adhere to compression treatments for venous leg ulceration. Cochrane Database of Systematic Reviews 2016;3. Art. No.: CD008378.

[15] Chaboyer W, Bucknall T, Webster J et al. The effect of a patient centred care bundle intervention on pressure ulcer incidence (INTACT): A cluster randomised trial. Int J Nurs Stud. 2016;64:63–71.

[16] Roberts S, McInnes E, Bucknall T, Wallis M, Banks M, Chaboyer W. Process evaluation of a cluster-randomised trial testing a pressure ulcer prevention care bundle: a mixed-methods study. Implement Sci. 2017;12:18.

Katrin Balzer

7 Berufsgruppen- und sektorenübergreifende Zusammenarbeit

Die Versorgung von Menschen mit chronischen Wunden stellt alle Beteiligten vor komplexe Herausforderungen. Für die Betroffenen und ihre informellen Pflegepersonen liegen diese vor allem darin, die Konsequenzen der Wunde für das alltägliche Leben zu bewältigen und die Maßnahmen zur Therapie der Wunde und deren Ursachen zu unterstützen. Aufgrund von Multimorbidität und Einschränkungen in den Alltagskompetenzen sind Betroffene im geriatrischen Setting nur begrenzt in der Lage, Verbandwechsel selbst durchzuführen oder an der Durchführung weiterer wundspezifischer Therapien wie z. B. der Kompressionstherapie mitzuwirken. Ein wesentliches Ziel der Versorgung dieser Patientinnen und Patienten ist es in der Regel vielmehr, zusätzliche Einschränkungen der Selbstmanagementressourcen und der Lebensqualität durch die Wunde zu vermeiden.

Dies impliziert vielseitige Anforderungen an die klinischen und kommunikativen Kompetenzen der Behandelnden und Pflegenden. Die klinischen Kompetenzen umfassen Kenntnisse und Fähigkeiten in der Diagnostik des Wundzustands und der Wundursachen, in der Identifizierung der Selbstmanagementressourcen und -probleme sowie in der Einleitung, Durchführung und Verlaufsbeobachtung einer ursachen- und statusgerechten Wundversorgung unter Beachtung bestehender Komorbiditäten und der Lebenssituation und Präferenzen der Betroffenen. Die Kompetenzen im Bereich der Kommunikation betreffen zum einen die Fähigkeiten zur Bildung vertrauensvoller Beziehungen mit den Betroffenen und deren informellen Pflegepersonen für die Erhebung individueller Bedürfnisse und Präferenzen sowie die gemeinsame Therapieentscheidung [▶Kap. 6.1], zum anderen die Fähigkeit zur diszipli-, berufs- und sektorenübergreifenden Zusammenarbeit.

An der Versorgung von Menschen mit chronischen Wunden sind im Mittel circa zehn Berufsgruppen beteiligt [1], darunter Hausärztinnen/-ärzte, andere Fachärztinnen/-ärzte wie z. B. der Dermatologie, Gefäß- oder Allgemeinchirurgie oder Diabetologie, Pflegefachkräfte, Podologinnen/Podologen, Physiotherapeutinnen/-therapeuten, Ernährungsberaterinnen/-berater und der Sanitätsfachhandel [1,2]. Diese verschiedenen Berufsgruppen sind nicht nur jeweils für ganz spezielle Aspekte der Versorgung zuständig, sondern erbringen ihre Leistungen teilweise auf der Basis unterschiedlicher Kostenerstattungssysteme (Gesetzliche Krankenversicherung SGB V, Gesetzliche Pflegeversicherung SGB XI, private Zuzahlungen, Leistungen anderer Sozialversicherungen) und ggf. in unterschiedlichen Sektoren des Gesundheitssystem (z. B. niedergelassene ärztliche Versorgung, akutstationäre Versorgung, ambulante oder stationäre geriatrische Rehabilitation oder pflegerische Langzeitversorgung). Da ältere Menschen mit chronischen Wunden ein erhöhtes Risiko für

https://doi.org/10.1515/9783110501803-007

Krankenhausaufenthalte haben [2–4], können die individuellen Versorgungsverläufe mitunter mehrfache Übergänge zwischen verschiedenen Versorgungssektoren beinhalten.

Um unter diesen Bedingungen eine fragmentierte, ineffektive Versorgung älterer Menschen mit chronischen Wunden zu vermeiden, sind in den vergangenen 20 Jahren, gefördert durch Reformen in der Gesetzlichen Krankenversicherung, vermehrt Initiativen und Strukturen zur Verbesserung der Versorgung dieser Patientengruppen etabliert worden. Zu nennen sind hier insbesondere die Wundnetze und Angebote zur Integrierten Versorgung [▶Kap. 7.3]. Trotz dieser Initiativen auf der Struktur- und Prozessebene weisen versorgungsepidemiologische Untersuchungen allerdings nach wie vor auf Bereiche der Fehl- und Unterversorgung in der Pflege und Behandlung von Menschen mit chronischen Wunden hin. Im Bereich der Versorgung von Menschen mit Ulcus cruris betreffen diese Defizite u. a. die Erhebung des Wundstatus, die differentialdiagnostische Abklärung möglicher Ursachen (z. B. durch Bestimmung des Knöchel-Arm-Indexes, ankle-brachial index, ABI), die Durchführung des Schmerzassessment nach gängigen Empfehlungen, die Erfassung der Lebensqualität, das Schmerzmanagement vor Verbandwechseln sowie die Anlage von Kompressionsverbänden entsprechend dem empfohlenen Kompressionsdruck von 50 bis 60 mmHg [5,6]. Eine akzeptable Versorgungsqualität, definiert anhand leitlinienbasierter Qualitätskriterien, wurde für knapp zwei Drittel der Patientinnen und Patienten mit Ulcus cruris konstatiert [5]. In der Versorgung von Patientinnen und Patienten mit diabetischem Fußsyndrom zeigen regionale Ungleichheiten in den Amputationsraten [7] und gleichbleibend hohe oder steigende Raten bei Minor-Amputationen [8] weiteren Verbesserungsbedarf an. Für die Versorgung von Menschen mit Dekubitus gibt es in der internationalen epidemiologischen Literatur mehrfache Belege dafür, dass bestehende Empfehlungen zur Reduktion des Auflagedrucks, z. B. durch regelmäßige Wechselpositionierung und Anwendung druckreduzierender Liege- und Sitzflächen, nicht ausreichend umgesetzt werden [9–11]. Diese Ergebnisse sind sehr wahrscheinlich auf Deutschland übertragbar.

Die Umsetzung verfügbarer evidenzbasierter Erkenntnisse und Empfehlungen zur Versorgung von Menschen mit chronischen Wunden gilt als die zentrale Herausforderung für das Erreichen einer angemessenen Versorgungsqualität [12]. Wie die Umsetzungen anderer Veränderungen in der Versorgungspraxis auch, unterliegt der Erfolg entsprechender Implementierungsmaßnahmen dem Einfluss zahlreicher, miteinander interagierender Kontextfaktoren. Diese reichen von den Präferenzen und den klinischen Spezifika der zu versorgenden Patientinnen und Patienten über personalgebundene Faktoren (z. B. Quantität des Personals, formale Qualifikationen, Einstellungen) und lokale einrichtungsinterne Managementprozesse und -strukturen (z. B. Führungskultur, Einstellungen der Leitenden zur Veränderung) bis hin zur Qualität der verfügbaren Empfehlungen und zu ökonomischen Rahmenbedingungen [13,14]. Es würde an dieser Stelle zu weit gehen, auf die einzelnen Kontextfaktoren und entsprechende Implementierungsstrategien en détail einzugehen. Für eine vertiefende Auseinandersetzung mit Implementierungsmethoden in der geriatrischen Versorgung sei auf entsprechende Übersichtsarbeiten verwiesen [15–17].

Nachfolgend werden schlaglichtartig drei zentrale Komponenten für die weitere Qualitätsverbesserung in der multiprofessionellen Versorgung von Menschen mit chronischen Wunden näher betrachtet: 1. die Verfügbarkeit von evidenzbasierten Empfehlungen zum Einsatz in der Praxis, 2. die Vermittlung von Kompetenzen für die Versorgung von Menschen mit chronischen Wunden sowie 3. Versorgungsstrukturen und -prozesse. Abschließend wird ein zusammenfassender Ausblick auf künftige Entwicklungen gegeben.

7.1 Evidenzbasierte Empfehlungen

Für die Versorgung von Menschen mit chronischen Wunden stehen national und international zahlreiche evidenzbasierte Leitlinien für die Unterstützung diagnostischer und therapeutischer Entscheidungen in der Praxis zur Verfügung. Tabelle 7.1 gibt einen Überblick über deutschsprachige und englischsprachige Instrumente, die den Versorgungskontext in Deutschland per definitionem einschließen. Diese variieren hinsichtlich der Zielgruppen auf Patienten- und Anwenderebene. Teilweise beziehen sie sich auf eine bestimmte Wundart, teilweise gelten sie übergreifend für verschiedene chronische Wunden. Die überwiegende Zahl der Leitlinien richtet sich an alle an der Versorgung der jeweiligen Patientengruppe beteiligten Berufsgruppen und die Betroffenen.

Neben den in der Tabelle 7.1 genannten Instrumenten stehen national wie international weitere evidenzbasierte Empfehlungen zur Behandlung häufiger Grunderkrankungen von chronischen Wunden wie z. B. periphere arterielle Verschlusskrankheit oder Diabetes mellitus zur Verfügung. Diese Leitlinien wurden in der Tabelle 7.1 außer Acht gelassen.

Für die lokale Auswahl eines Instrumentes sollten Anwenderinnen und Anwender aktuelle konsentierte Kriterien für die Beurteilung der Qualität von Leitlinien heranziehen [18].

Tab. 7.1: Evidenzbasierte Empfehlungen für die Versorgung von Menschen mit chronischen Wunden (Auswahl).

Instrument	Zielgruppe Patientinnen und Patienten	Primäre Zielgruppen Behandelnde und Versorgende	Letzte Aktualisierung
S3-Leitlinie Lokaltherapie chronischer Wunden bei Patienten mit den Risiken periphere arterielle Verschlusskrankheit, Diabetes mellitus, chronische venöse Insuffizienz [19]	Menschen mit Ulzera im Rahmen des diabetischen Fußsyndroms und mit Ulcus cruris unterschiedlicher Genese	Alle an der Versorgung dieser Patientengruppen beteiligten Personen und Berufsgruppen – Deutschland/deutschsprachiger Raum	Gültigkeit abgelaufen, aktuell in Überarbeitung
Nationaler Expertenstandard Pflege von Menschen mit chronischen Wunden [20]	Menschen mit diabetischem Fußsyndrom, Ulcus cruris unterschiedlicher Genese oder Dekubitus	Alle an der Versorgung dieser Patientengruppe beteiligten Pflegefachkräfte und für die pflegerische Versorgung Verantwortlichen – Deutschland/deutschsprachiger Raum	2015, nächste Aktualisierung regelhaft nach fünf Jahren geplant
IWGDF Guidance on the management and prevention of foot problems in diabetes 2015 [21] (http://iwgdf.org/guidelines/)	Menschen mit Diabetes mellitus: unterschiedliche Risikostufen für diabetisches Fußsyndrom oder bestehendes Fußsyndrom	Alle an der Versorgung dieser Patientengruppe beteiligten Berufsgruppen – weltweit	2015, keine Angaben zur Gültigkeitsdauer
Evidence Based (S3) guidelines for diagnostics and treatment of venous leg ulcers [22]	Menschen mit Ulcus cruris venosum	Alle an der dermatologischen Behandlung dieser Patientengruppe beteiligten Spezialisten (unabhängig von der Berufsgruppe) – europaweit	2014, nächste Überprüfung geplant für 2014
Management of Chronic Venous Disease Clinical Practice Guidelines of the European Society for Vascular Surgery [23]	Menschen mit Ulcus cruris venosum	An der Versorgung dieser Patientengruppe beteiligte Ärztinnen und Ärzte – europaweit	2015, keine Angaben zur Gültigkeitsdauer
2014 Prevention and Treatment of Pressure Ulcers: Clinical Practice Guideline [24] (http://www.internationalguideline.com/)	Menschen mit Dekubitus und erhöhtem Dekubitusrisiko	Alle an der Versorgung dieser Patientengruppe beteiligten Personen und Berufsgruppen – weltweit	2014, nächste Aktualisierung geplant für 2019

7.2 Interprofessionelle Kompetenzentwicklung

Obwohl durch vorliegende evidenzbasierte Empfehlungen die Anforderungen an die Kompetenzen der beruflich an der Versorgung Beteiligten auf der Hand liegen, gibt es bisher kaum normativ verankerte Anforderungen an den Umfang, die Inhalte und das Format der Aus- und Weiterbildung zu diesem Thema in den ärztlichen und nichtärztlichen Gesundheitsberufen in Deutschland. Weder in der ärztlichen Approbationsordnung noch in den Ausbildungs- und Prüfungsverordnungen für die Pflegeberufe finden sich dezidierte Vorgaben hierzu. Gleiches gilt für bestehende Weiterbildungsordnungen für ärztliche und pflegerische Berufe im Bereich der Geriatrie. In den Vorgaben der Bundesärztekammer für die 60 Stunden umfassende Fortbildung „Geriatrische Grundversorgung" [25] ist die Behandlung chronischer Wunden lediglich ein Thema von mehreren in einer achtstündigen Einheit zu mehreren Syndromen im hohen Lebensalter. Für pflegerische Weiterbildungsangebote in der Geriatrie konnten keine äquivalenten Empfehlungen gefunden werden. Insgesamt erscheint es als geboten, das Thema „Versorgung von Menschen mit chronischen Wunden" stärker in die ärztliche und nichtärztliche Aus-, Fort- und Weiterbildung mit dem Fokus Geriatrie zu integrieren. Für pflegerische Bildungsangebote eignen sich hierbei die von europäischen Expertinnen und Experten konsentierten Kompetenzanforderungen an Wundexpertinnen/-experten als orientierende Grundlage [26]. Diese umfassen über 70 Kompetenzen, gegliedert nach verschiedenen Rollen der pflegerischen Spezialistinnen/Spezialisten im Versorgungsprozess.

Für Ärztinnen und Ärzte sowie Angehörige der Pflege- und Therapieberufe, die sich speziell für die Versorgung von Menschen mit chronischen oder schwer heilenden Wunden weiterqualifizieren möchten, stehen teils berufsspezifische, teils berufsgruppenübergreifende Weiterbildungsangebote der Fachgesellschaft Deutsche Gesellschaft für Wundheilung und Wundbehandlung (DGfW) (http://dgfw-akademie.de/index_69_.html) sowie der Initiative Chronische Wunden (ICW) (www.icwunden.de/wundseminare/bildungsangebote.html) zur Verfügung. Darüber hinaus bieten die European Wound Management Association (EWMA, http://ewma.org/what-we-do/education/ewma-education-modules/) und das European Pressure Ulcer Advisory Panel (EPUAP, www.epuap.org/education/) diverse international ausgerichtete Fort- und Weiterbildungskurse für verschiedene Berufsgruppen und auf verschiedenen Kompetenzniveaus an, teils ebenfalls berufsgruppenübergreifend.

Interprofessioneller Kompetenzerwerb zur Versorgung von Menschen mit chronischen Wunden in der Aus-, Fort- und Weiterbildung steckt im deutschen Gesundheitswesen noch in den Anfängen. Gerade bei den vielerorts neu entstehenden Projekten zur interprofessionellen Aus- und Fortbildung bietet es sich an, dieses Thema aufzugreifen. Entsprechende Bildungsprojekte sollten jedoch durch robuste Evaluationen flankiert sein, die Rückschlüsse über die Effektivität und die Auswirkungen auf die Patientenversorgung zulassen. Ebenso erforderlich sind durch künftige Forschung abgesicherte Empfehlungen zur Ausprägung und zum Anteil verschiedener Kompetenzniveaus und Rollen in der Versorgung von Menschen mit chronischen Wunden, auch vor dem Hintergrund der Akademisierung der Pflege- und Therapieberufe. Es ist zu erwarten, dass die Ergebnisse laufender oder kommender Projekte zur Struktur- und Prozessanpassung hierzu weitere Einsichten liefern [▸Kap. 7.3].

7.3 Versorgungsstrukturen und -prozesse

Seit 2000 sind durch Novellierungen der Gesetzlichen Krankenversicherung (SGB V) und der Gesetzlichen Pflegeversicherung (SGB XI) zahlreiche Strukturanpassungen initiiert worden, um eine bedarfsgerechtere, effektivere Versorgung von Menschen mit chronischen Erkrankungen, Pflegebedürftigkeit und terminalen Lebenssituationen zu ermöglichen. Für Menschen mit chronischen Wunden sind insbesondere folgende Strukturanpassungen – ohne Anspruch auf Vollständigkeit – relevant:

- Die Möglichkeit des Abschlusses von Selektivverträgen zwischen Krankenkassen und einzelnen Leistungserbringern (teilweise inkl. Pflegeeinrichtungen) speziell für die Versorgung bestimmter Patientengruppen oder die Steuerung von Versorgungsprozessen (z. B. Disease-Management-Programme nach § 137 f. SGB V oder Integrierte Versorgung nach §§ 140a ff. SGB)
- Die Aufnahme der Kostenerstattung für die Behandlung exulzerierender Wunden bei Palliativpatientinnen und -patienten in die Richtlinien des Gemeinsamen Bundesausschusses (G-BA) über die Verordnung häuslicher Krankenpflege [28] und zur Verordnung spezialisierter ambulanter Palliativversorgung [29].
- Die Aufnahme von bisher ärztlich vorbehaltenen Aufgaben in der Prävention des diabetischen Fußsyndroms und der Versorgung von Menschen mit chronischen Wunden in die G-BA-Richtlinie über übertragbare heilkundliche Tätigkeiten auf Pflegefachkräfte gemäß § 63 Absatz 3c SGB V, z. B. Assessment und Monitoring von Wunden, wundbezogene Risiken und Selbstmanagementfähigkeiten, Patientenschulungen, Verordnung von Pflegehilfsmitteln und Verbandmaterialien, Veranlassung von vertragsärztlichen Leistungen oder Konsilen, Prozesssteuerung [30].

Weitere Veränderungen sind in Zukunft zu erwarten. Unter anderem wurde im Frühjahr 2017 vom Gemeinsamen Bundesausschuss (G-BA) in Reaktion auf das in Kraft getretene Gesetz zur Stärkung der Heil- und Hilfsmittelversorgung (Heil- und Hilfsmittelversorgungsgesetz – HHVG) ein Beratungsverfahren über notwendige Ergänzungen der Richtlinie über die Verordnung häuslicher Krankenpflege hinsichtlich der Versorgung von Menschen mit chronischen und schwer heilenden Wunden eingeleitet [31].

Parallel zu diesen durch den Gesetzgeber und die Selbstverwaltung im Gesundheitswesen angestoßenen Strukturanpassungen haben sich in den vergangenen Jahrzehnten gerade im Bereich der Wundversorgung mehr oder weniger formal verankerte berufsgruppen- und sektorenübergreifende Kooperationsformen, sogenannte Wundnetze, etabliert. Dies sind Kooperationen von an der Wundversorgung beteiligten Einrichtungen und einzelnen ärztlichen oder nicht-ärztlichen Fachleuten [32]. Die Wundnetze sind relativ homogen in Deutschland verteilt, variieren jedoch in ihren Zielen, Aktivitäten und Organisationsformen [32]. Während einige direkt als Leistungserbringer firmieren bzw. als eigene Organisationseinheit in patientenindividuelle Versorgungsläufe involviert sind, dienen andere hauptsächlich Zwecken der Fortbildung und Qualitätssicherung. In Tabelle 7.2 sind Ergebnisse aktueller Analysen zur Verbreitung und zum Tätigkeitsspektrum von Wundnetzen und wundbezogenen Selektivverträgen zusammengefasst. Es zeigt sich, dass unter den Selektivverträgen im Bereich der Wundversorgung Modelle der Integrierten Versorgung nach §§ 140a ff. SGB V dominieren. Gleichzeitig ist es ein Bestreben der Wundnetze, vermehrt solche Selektivverträge anzustoßen. Darüber hinaus sind zwei weitere Aspekte beachtenswert. Zum einen signalisieren die Zahlen zu Anzahl und Reichweite bestehender Selektivverträge, dass bisher nur eine absolute Minderheit von Menschen mit chronischen Wunden, schätzungsweise rund 2 %, in strukturierte, interdisziplinär, -professional und -sektoral abgestimmte Versorgungsprogramme zu diesem Gesundheitsproblem eingeschlossen sind. Zum anderen verweisen die Ergebnisse auf einen Mangel an unabhängigen externen Evaluationen der Prozess- und Ergebnisqualität sowie der gesundheitsökonomischen Auswirkungen solcher speziellen Versorgungsmodelle [33].

Eine publizierte Untersuchung eines strukturierten Behandlungsprogramms für Menschen mit diabetischem Fußsyndrom verweist zwar auf eine signifikante Reduktion der Rate von Major-Amputationen bei den eingeschriebenen Patientinnen und Patienten, jedoch sind die Ergebnisse wegen eines hohen Risikos verzerrender Einflüsse vorsichtig zu interpretieren [34]. Generell wird die Evaluation bestehender Wundnetze und Selektivverträge durch uneinheitlich erhobene und dokumentierte Routinedaten und fehlende verpflichtende methodische Anforderungen an die externe und interne Qualitätssicherung erschwert [1]. Daher lassen bisher verfügbare Informationen keine allgemeingültigen Aussagen über bevorzugte Formen und Profile von Wundnetzen und der Integrierten Versorgung von Menschen mit chronischen Wunden zu.

Tab. 7.2: Kernmerkmale von Wundnetzen und Selektivverträgen für die Versorgung von Menschen mit chronischen Wunden.

Merkmal	Wundnetze [32]	Selektivverträge [33]
Anzahl in Deutschland	Ca. 35	Ca. 33 (Angaben von 16 von 131 kontaktierten Krankenkassen, 110 Krankenkassen ohne Rückmeldung)
Reichweite in der Versorgung	Keine Angaben	Ca. 21.000 Patientinnen und Patienten (2 % aller Personen mit chronischen Wunden)
Häufigste vertretene Berufsgruppen (Wundnetze) bzw. Vertragspartner (Selektivverträge)	– Klinikärzte (über 70 %) – ambulant Pflegende (über 70 %) – stationär Pflegende (über 60 %) – niedergelassene Fachärzte (über 60 %) – Sanitätsfachhandel (60 %) – Hausärzte (über 50 %) – Podologen (über 50 %)	– Arztpraxen (67 %) – Krankenhäuser (49 %) – Managementgesellschaften (30 %) – Medizinische Versorgungszentren (18 %), – Pflegedienste (18 %) – Wundassistenten (18 %)
Häufigste vertretene ärztliche Fachdisziplinen	– Gefäßchirurgie (über 70 %) – Allgemeinmedizin (über 60 %) – Diabetologie (60 %) – Allgemeinchirurgie (60 %) – Dermatologie (58 %)	– Diabetologie (79 %) – Allgemeinchirurgie (49 %) – Gefäßchirurgie (43 %) – Allgemeinmedizin (39 %) – Dermatologie (33 %) – Innere Medizin (27 %) – Angiologie (21 %) Keine Angaben
Anzahl beteiligter Institutionen	Im Median 27 ambulante Praxen, 4 Kliniken und 16 Pflegedienste	
Hauptziele und -aktivitäten	Häufigste Aktivitäten (von > 50 % genannt) – Informeller Austausch zu Fortbildungszwecken – Austausch von Erfahrungen – Austausch von Zweitmeinungen – Absprachen zur Patientenversorgung – Maßnahmen zum Qualitätsmanagement	Hauptziele (von > 10 % genannt) – Qualitätssteigerung – Verkürzung der Heilungszeit – Einsparungen – Steigerung der Lebensqualität – Anpassungen der Versorgungsstruktur

Tab. 7.2 (fortgesetzt)

Merkmal	Wundnetze [32]	Selektivverträge [33]
	Für die Zukunft geplant: Abschluss von Selektivverträgen, Beteiligung an klinischer und Versorgungsforschung, einheitliche digitale Wunddokumentation	– Vermeidung von Krankenhausaufenthalten – Vermeidung von Amputationen Häufigste Leistungen (von > 50 % genannt): – Ambulante Therapien – Wundauflagen und Verbandstoffe – Wundassistenten – Stationäre Therapie Häufigste Indikationsgebiete: diabetisches Fußsyndrom 70 %, chronische Wunden 55 %, Ulcus cruris 24 %, Dekubitus 24 %
Rechtsform/Vertragsgrundlagen	– Eingetragener Verein (37 %) – Noch keine (31 %) – GmbH (6 %) – Andere (3 %) – Keine Angaben (23 %)	– Verträge zur Integrierten Versorgung nach §§ 140a ff. SGB V (85 %) – Verträge zur weiteren besonderen ambulanten ärztlichen Versorgung nach § 73c SGB V (3 %) – Verträge zu Disease-Management-Programmen nach § 137 f. SGB V (3 %) Häufigste Vergütungsformen: Fallpauschale (36 %), Komplexpauschale (36 %), Kopfpauschale (3 %), anderweitig (15 %)
Internetressourcen	www.wundnetze.de	Keine

International hat eine Expertengruppe verfügbare Studienergebnisse zu kollaborativen Versorgungs- **!** modellen in der Wundversorgung ausgewertet [35]. Obwohl auch diese Autorinnen und Autoren einen Mangel an beweiskräftigen Studien konstatierten, konnten sie fünf Kernelemente voraussichtlich gelingender „Wundversorgung im Team" identifizieren:

- Patientenzentrierte Planung und Steuerung der Versorgung durch ein designiertes Mitglied des multiprofessionellen Teams („Patientenfürsprecher/-in").
- Klare Regelungen von Überweisungswegen auf der Basis der spezifischen Kompetenzen der einzelnen Teammitglieder.
- Zusammenführung aller erhobenen Daten zur/zum Betroffenen, inklusive der Informationen zur Lebensqualität und zum Selbstmanagement, in einer allen Beteiligten verfügbaren Übersicht (vorzugsweise grafische Bündelung).
- Angemessene Vergütung der Leistungen des multiprofessionellen Wundversorgungsteams, sodass ein ausreichendes Zeitbudget für das Assesment und die Begleitung der Betroffenen sowie für den Austausch im Team zur Verfügung steht (Motto: „Wundversorgung braucht Zeit mit den und für die Betroffenen").
- Kompatibilität des Gesundheitssystems mit den Anforderungen an die Strukturen und Prozesse berufs- und einrichtungsübergreifender Zusammenarbeit.

7.4 Zusammenfassung und Ausblick

In den vergangenen Jahrzehnten wurden im deutschen Gesundheitssystem diverse Strukturanpassungen angestoßen, hauptsächlich motiviert durch erwartete Verbesserungen in der Bedarfsgerechtigkeit, den patientenrelevanten Ergebnissen und der Wirtschaftlichkeit der Versorgung von Menschen mit chronischen Erkrankungen wie z. B. chronischen Wunden. Wesentliche Strukturmerkmale dieser Veränderungen sind eine Intensivierung der Zusammenarbeit der verschiedenen Leistungserbringer und beteiligten Berufsgruppen, die Ausrichtung nach den Prinzipien der evidenzbasierten Medizin und die zunehmende Anerkennung der Expertise und Präferenzen der Betroffenen. Zusammen mit der wachsenden Spezialisierung in den ärztlichen und nichtärztlichen Gesundheitsberufen sowie der Akademisierung der Pflege und Therapie haben diese Strukturanpassungen eine weitere Ausdifferenzierung der Versorgungsangebote für Menschen mit chronischen Erkrankungen bewirkt. Im Bereich der Wundversorgung sind hierbei vor allem die Wundnetze, Angebote zur Integrierten Versorgung sowie Erweiterungen in der Verordnungsfähigkeit von Leistungen der Wundversorgung zu nennen. Zunehmend stehen darüber hinaus evidenzbasierte Empfehlungen für die Versorgungspraxis zur Verfügung. Ungeachtet dieser Fortschritte besteht jedoch weiterer Entwicklungsbedarf in den Versorgungsstrukturen und -prozessen:

- Aus vorhandenen Informationen geht nicht hervor, inwieweit verfügbare Empfehlungen und Versorgungsmodelle sich auch tatsächlich auf ältere mehrfach erkrankte und körperlich und/oder kognitiv schwer beeinträchtigte Menschen mit fortgeschrittener Pflegebedürftigkeit beziehen und auf diese anwendbar sind. Eine stärkere Berücksichtigung der spezifischen Problemlagen und Ressourcen dieser Betroffenen sowie der geriatrischen Versorgungsperspektive erscheint als erforderlich. Ebenso sollte die Versorgung älterer Menschen mit chronischen Wunden auch expliziter verpflichtender Gegenstand von Aus- und Weiterbildungsangeboten für die ärztlichen und nichtärztlichen Gesundheitsberufe sein, möglichst auch im Rahmen interprofesioneller Angebote.

– Verfügbare Regelungen zur Anpassung von Versorgungsarrangements für Menschen mit chronischen Wunden werden bisher nicht vollumfänglich ausgeschöpft. Dies gilt sowohl für den Abschluss von Selektivverträgen für strukturierte, integrierte Versorgungsmodelle als auch für die Qualifizierung von Pflegefachkräften zur Übernahme heilkundlicher Aufgaben und damit neuer Rollen in der Versorgung von Menschen mit chronischen Wunden. In diesen Bereichen besteht für die Zukunft Nachholbedarf.

– Entsprechende innovative Versorgungs- und Qualifizierungsmodelle sollten evidenzbasiert entwickelt und mittels beweiskräftiger Methoden evaluiert werden. Bisher mangelt es an einer entsprechenden Datenbasis und Standards für die Evaluation. Die Anforderungen an die interne und externe Qualitätssicherung von Wundnetzen und speziellen Versorgungsmodellen für die Wundversorgung zu harmonisieren und entsprechende Standards zu entwickeln, ist daher ein Ziel des neu gebildeten Deutschen Wundrats, einer gemeinsamen Initiative verschiedener Fachgesellschaften, Verbände beruflicher Fachleute und Betroffener, die sich für eine Verbesserung der Wundversorgung engagieren (www.wundrat.de/) [36]. Eng verbunden mit der Arbeit des Wundrats hat sich beispielsweise eine Nationale Konsensusgruppe etabliert, die bereits Standards für die Dokumentation in der Versorgung von Menschen mit Ulcus cruris [37] und die Evaluation von Selektivverträgen für diese Patientengruppe [38] entwickelt hat. Diese Standards eröffnen für die Zukunft die Möglichkeit, umfangreichere und qualitativ aussagekräftigere Daten über die Akzeptanz, den Nutzen und die gesundheitsökonomischen Konsequenzen von Versorgungs- und Qualifizierungsmodellen zu gewinnen.

Ein weiteres an Bedeutung gewinnendes Feld in der klinischen Praxis und Forschung ist die Entwicklung, Implementierung und Evaluation von informations- und kommunikationstechnischen Applikationen für die Versorgung von Menschen mit chronischen Wunden. Telematische Applikationen können beispielsweise den Austausch klinischer Daten und Erfahrungen in Echtzeit über mehrere Versorgungspartner hinweg ermöglichen, ebenso die Diagnostik, Behandlung und Beratung über Distanzen hinweg, z. B. in ländlichen Regionen. Weiterhin können sie die Erfassung, Dokumentation und Analyse individueller klinischer Informationen (z. B. Bewegungsfähigkeiten, Parameter der Hautstruktur und -funktionsfähigkeit), die Speicherung und Analyse großer Datensätze, beispielsweise in Registern, sowie die Anleitung und Beratung in klinischen Entscheidungssituationen unterstützen. Erste Beispiele für die Integration telematischer Ansätze in die Versorgung von

Menschen mit chronischen Wunden in Deutschland sind bereits beschrieben [39]. Angesichts vielfältiger klinischer, ethischer, rechtlicher und ökonomischer Implikationen telemedizinischer oder ähnlicher Anwendungen für den patientennahen Einsatz sollte jedoch vor der Integration in die Routineversorgung eine systematische Evaluation erfolgen. Entsprechende Bewertungskriterien und -modelle liegen bereits vor [40].

Literatur

[1] Augustin M, Mayer G, Wild T. Herausforderungen der alternden Haut. Versorgung und Therapie am Beispiel des Ulcus cruris. Hautarzt. 2016;67:160–168.

[2] Köster I, Schubert I. Epidemiologie und Versorgung von Patienten mit chronischen Wunden. Eine Analyse auf der Basis der Versichertenstichprobe AOK Hessen/KV Hessen. Abschlussbericht für MedInform – Informations- und Seminarservice Medizintechnologie. PMV forschungsgruppe, 2015, www.pmvforschungsgruppe.de, letzter Zugriff am 27. 07. 2017.

[3] Augustin M, Brocatti LK, Rustenbach SJ, Schäfer I, Herberger K. Cost-of-illness of leg ulcers in the community. Int Wound J. 2014;11:283–92.

[4] Purwins S, Herberger K, Debus ES et al. Cost-of-illness of chronic leg ulcers in Germany. Int Wound J. 2010;7:97–102.

[5] Herberger K, Rustenbach SJ, Grams L, Münter KC, Schäfer E, Augustin M. Quality-of-care for leg ulcers in the metropolitan area of Hamburg – a community-based study. J Eur Acad Dermatol Venereol. 2012;26:495–502.

[6] Protz K, Heyer K, Dörler M, Stücker M, Kampel-Kalthoff C, Augustin M. Kompressionstherapie – Kenntnisse und Anwendungspraxis. J Dtsch Dermatol Ges. 2014;12:794–801.

[7] Heyer K, Debus ES, Mayerhoff L, Augustin M. Prevalence and Regional Distribution of Lower Limb Amputations from 2006 to 2012 in Germany: A Population based Study. Eur J Vasc Endovasc Surg. 2015;50:761–6.

[8] Kröger K, Berg C, Santosa F, Malyar N, Reinecke H. Lower Limb Amputation in Germany. Dtsch Arztebl Int. 2017;114:130–6.

[9] Bredesen IM, Bjøro K, Gunningberg L, Hofoss D. The prevalence, prevention and multilevel variance of pressure ulcers in Norwegian hospitals: a cross-sectional study. Int J Nurs Stud. 2015;52:149–56.

[10] Källman U, Suserud BO. Knowledge, attitudes and practice among nursing staff concerning pressure ulcer prevention and treatment – a survey in a Swedish healthcare setting. Scand J Caring Sci. 2009;23:334–341.

[11] Demarré L, Vanderwee K, Defloor T, Verhaeghe S, Schoonhoven L, Beeckman D. Pressure ulcers: knowledge and attitude of nurses and nursing assistants in Belgian nursing homes. J Clin Nurs. 2012;21:1425–34.

[12] Läuchli S. Health Care of Chronic Wounds. Die internationale Betrachtung chronischer Wunden. Gesellschaftspolitische Kommentare. 2016;75(Sonderausgabe Nr. 2):68–70.

[13] Chaudoir SR, Dugan AG, Barr CH. Measuring factors affecting implementation of health innovations: a systematic review of structural, organizational, provider, patient, and innovation level measures. Implement Sci. 2013;8:22.

[14] Padula WV, Valuck RJ, Makic MB, Wald HL. Factors Influencing Adoption of Hospital-Acquired Pressure Ulcer Prevention Programs in US Academic Medical Centers. J Wound Ostomy Continence Nurs. 2015;42:327–30.

[15] Wensing M, Huntink E, van Lieshout J et al. Tailored implementation of evidence-based practice for patients with chronic diseases. PLoS One. 2014;9:e101981.

[16] Stewart MJ, Georgiou A, Westbrook JI. Successfully integrating aged care services: a review of the evidence and tools emerging from a long-term care program. Int J Integr. Care 2013;13:e003.

[17] Wensing M. Implementation science in healthcare: Introduction and perspective. Z Evid Fortbild Qual Gesundhwes. 2015;109:97–102.

[18] Arbeitsgemeinschaft der Wissenschaftlichen Medizinischen Fachgesellschaften, Ärztliches Zentrum für Qualität in der Medizin. Deutsches Instrument zur methodischen Leitlinien-Bewertung (DELBI). Fassung 2005/2006 + Domäne 8 (2008). www.delbi.de, letzter Zugriff 31. 07. 2017.

[19] Deutsche Gesellschaft für Wundheilung und Wundbehandlung e.V. Lokaltherapie chronischer Wunden bei Patienten mit den Risiken periphere arterielle Verschlusskrankheit, Diabetes mellitus, chronische venöse Insuffizienz. Version 1, AWMF-Register Nr. 091/001, Stand: 12. 06. 2012, http://www.awmf.org/mwg-internal/de5fs23hu73ds/progress?id= LOPZBGBpkb91SRdY-JCNza69mQIFdU6V1YDgbONyLbw, letzter Zugriff am 17. 07. 2017.

[20] Deutsches Netzwerk für Qualitätsentwicklung in der Pflege (Hrsg.). Expertenstandard „Pflege von Menschen mit chronischen Wunden – 1. Aktualisierung 2015". Schriftenreihe des Deutschen Netzwerks für Qualitätsentwicklung in der Pflege. Osnabrück, 2015.

[21] International Working Group on the Diabetic Foot. IWGDF Guidance on the Prevention and Management of Foot Problems in Diabetes and Proceedings of the 7th International Symposium on the Diabetic Foot, 20–23 May 2015, The Hague, The Netherlands. Diabetes/ Metabolism Research and Reviews. 2016;32(Suppl 1):1–325.

[22] Neumann M, Cornu-Thénard A, Jünger M et al. Evidence Based (S3) guidelines for diagnostics and treatment of venous leg ulcers. Eur Acad Dermatol Venereol. 2016 Aug 25. doi: 10.1111/ jdv.1_13848.

[23] Bahnini A, Cappelli M, Ermini S et al. Management of Chronic Venous Disease: Clinical Practice Guidelines of the European Society for Vascular Surgery (ESVS). Eur J Vasc Endovasc Surg. 2016;52:268–9.

[24] National Pressure Ulcer Advisory Panel, European Pressure Ulcer Advisory Panel, Pan Pacific Pressure Injury Alliance. Prevention and Treatment of Pressure Ulcers: Clinical Practice Guideline. Emily Haesler (Ed.). Perth, Australia, Cambridge Media, 2014.

[25] Bundesärztekammer (Hrsg.). Strukturierte curriculare Fortbildung „Geriatrische Grundversorgung". 1. Aufl., Berlin, 2012, http://www.bundesaerztekammer.de/fileadmin/ user_upload/downloads/CurrGeriatGrundversorgung2012.pdf, letzter Zugriff am 30. 07. 2017.

[26] Eskes AM, Maaskant JM, Holloway S et al. Competencies of specialised wound care nurses: a European Delphi study. Int Wound J. 2014;11:665–74.

[27] Franks PJ, Barker J, Collier M et al. Management of Patients With Venous Leg Ulcers: Challenges and Current Best Practice. J Wound Care. 2016;25(Suppl 6):S1–S67.

[28] Richtlinie Häusliche Krankenpflege – Richtlinie des Gemeinsamen Bundesauschusses über die Verordnung von häuslicher Krankenpflege (Häusliche Krankenpflege-Richtlinie). Bundesanzeiger BAnz AT 01. 06. 2017 B3, in Kraft getreten am 02. 06. 2017.

[29] Richtlinie des Gemeinsamen Bundesausschusses zur Verordnung von spezialisierter ambulanter Palliativversorgung (Spezialisierte Ambulante Palliativversorgungs-Richtlinie/ SAPV-RL). Bundesanzeiger BAnz 15. 04. 2010 BAnz. Nr. 92 (S. 2190), in Kraft getreten am 25. 06. 2010.

[30] Bekanntmachung [1409 A] eines Beschlusses des Gemeinsamen Bundesausschusses über eine Richtlinie über die Festlegung ärztlicher Tätigkeiten zur Übertragung auf Berufsangehörige der Alten- und Krankenpflege zur selbständigen Ausübung von Heilkunde im Rahmen von Modellvorhaben nach § 63 Absatz 3c des Fünften Buches Sozialgesetzbuch

(SGB V) (Richtlinie nach § 63 Absatz 3c SGB V). BAnz. Nr. 46 (S. 1128) vom 21.03.2012, in Kraft getreten am 22.03.2012.

[31] Beschluss des Gemeinsamen Bundesausschusses über die Einleitung des Beratungsverfahrens: Prüfung einer Ergänzung der Häusliche Krankenpflege-Richtlinie bezüglich der Versorgung von chronischen und schwer heilenden Wunden gem. § 37 Abs. 7 SGB V. 18.05.2017, letzter Zugriff am 31.07.2017.

[32] Goepel L, Herberger K, Debus S et al. Wundnetze in Deutschland Struktur, Funktionen und Ziele 2014. Hautarzt. 2014;65:960–6.

[33] Goepel L, Heyer K, Herberger K et al. Selektivverträge zu chronischen Wunden – aktueller Stand in Deutschland. Gefässchirurgie. 2015;20:18–24.

[34] Weck M, Slesaczeck T, Paetzold H et al. Structured health care for subjects with diabetic foot ulcers results in reduction of major amputation rates. Cardiovasc Diabetol. 2013;12:45.

[35] Moore Z, Butcher G, Corbett LQ et al. AAWC, AWMA, EWMA Position Paper: Managing Wounds as a Team. J Wound Care. 2014;23(Suppl)S1–S38.

[36] Augustin A, Storck M, Lawall H. Mehr Qualität für Patienten: Der Deutsche Wundrat. Koordinierte Versorgung durch Koordination der Versorgenden. Gesellschaftspolitische Kommentare. 2016;75(Sonderausgabe Nr. 2):50–51.

[37] Heyer K, Herberger K, Protz K et al. Nationaler Konsensus zu Wunddokumentation beim Ulcus cruris. Teil 1: Routineversorgung – „Standard-Dataset" und „Minimum-Dataset". Hautarzt. 2017; DOI 10.1007/s00105–017–4011–7.

[38] Heyer K, Milde S, Schmitt J et al. Standarddatensatz für die Evaluation bei Selektivverträgen bei Ulcus cruris Nationaler Konsensus. Hautarzt, 2017, DOI 10.1007/s00105–017–3990–8

[39] Storck M, Schmidt M. Wundversorgung modern organisiert: TOMORROW. Telemedizin bietet Chancen der kooperativen Vernetzung. Gesellschaftspolitische Kommentare. 2016;(75, Sonderausgabe Nr. 2):24–26.

[40] Moore Z, Angel D, Bjerregaard J et al. eHealth in wound care – overview and key issues to consider before implementation. J Wound Care. 2015;24(Suppl):1–44.

Rahel Eckardt-Felmberg und Nadja El-Zidy

8 Fallbeispiele

8.1 Fallbeispiel 1

Sie nehmen den 90-jährigen Herrn Martin in Ihrer Pflegeeinrichtung auf. Er hatte vor zwei Monaten einen Schlaganfall erlitten und ist jetzt absolut hilfsbedürftig, er wiegt 54 kg bei einer Körpergröße von 178 cm. Er lag zuletzt den ganzen Tag zu Hause im Bett und wurde von einem Pflegedienst versorgt. Herr Martin ist harn- und stuhlinkontinent und trägt daher eine Windelhose. Bei der körperlichen Untersuchung stellen Sie eine auffällige Wunde am Gesäß fest (▸Abb. 8.1).

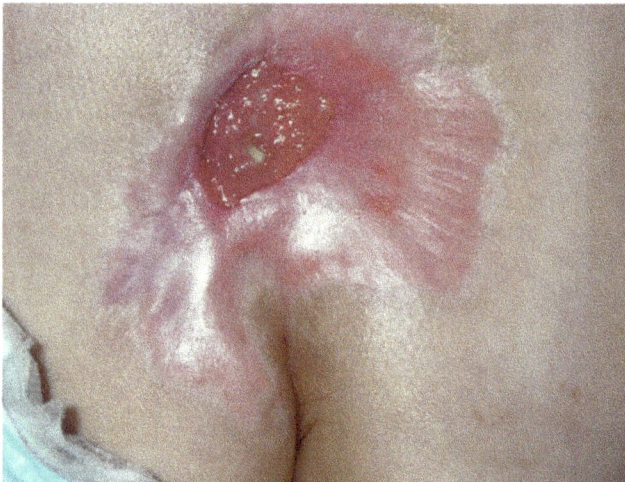

Abb. 8.1: Wunde am Gesäß des Patienten.
(Quelle: http://www.onmeda.de/krankheiten/dekubitus.html).

Aufgabenstellung

1. Um welche Wunde handelt es sich?
2. In welchen Wundheilungsphasen befindet sich die Wunde? Beschreiben Sie die Besonderheiten dieser Phase.
3. Welche Risikofaktoren für diese Wunde liegen bei Hr. Martin vor?
4. Wie könnte hier ein optimales Wundmanagement aussehen?
5. Nennen Sie Maßnahmen zur Behandlung und Prävention dieser Wunde.

https://doi.org/10.1515/9783110501803-008

Lösungen

zu 1. Dekubitus Stadium III.

zu 2. Der zentrale Bereich der Wunde befindet sich in der Granulationsphase, der Randbereich in der Epithelisierungsphase.

Die Granulationsphase ist charakterisiert durch die hohe Zellproliferation mit dem Ziel der Gefäßneubildung und Defektauffüllung durch das Granulationsgewebe. Wunden in der Granulationsphase weisen einen roten, oft körnigen, elastischen, feuchten Wundgrund auf.

Die Epithelisierungsphase ist gekennzeichnet durch die Ausreifung der kollagenen Fasern, die Wunde kontrahiert sich und wird durch Narbengewebe ersetzt.

zu 3. Risikofaktoren:

hohes Alter, Immobilität, Mangelernährung/Untergewicht, Inkontinenz.

zu 4. Wundmanagement:

Auflage eines selbstklebenden Hydropolymerschaumverbandes, der die Wunde auspolstert. Das Ausdehnungsvermögen des Schaumverbandes beträgt je nach Dicke 1–1,5 cm Tiefe. Bei tieferen Wunden kann als Primärverband z. B. ein Alginat oder eine Hydrofaser zwischengeschaltet werden, um den Kontakt zum Wundgrund zu gewährleisten. Bei voranschreitender Wundheilung ist dann Umstellung auf einen Hydrokolloidverband möglich. Zudem auf guten Schutz des Wundrands und der Wundumgebung achten, z. B. mit Cavilongel.

Zu 5. Maßnahmen zur Dekubitusbehandlung/-prävention:
- Ausscheidungen zeitnah entfernen und Haut sofort trocknen;
- Fernhaltung von Stuhl und Urin soweit möglich, ggf. Einsatz eines Fäkalkollektors und/oder Blasendauerkatheters;
- Einsatz von atmungsaktiven, aufsaugenden Inkontinenzprodukten mit Superabsorbern, angepasst an Ausscheidungsfrequenz und -volumen;
- schonende Hautreinigung, starke Reibung und grobes bzw. unsanftes Abtrocknen der Haut vermeiden, Verwendung weicher Materialien;
- häufige Lagewechsel, etwa alle 2–3 h;
- Verwendung einer druckverteilenden Matratze (kontinuierliche Weichlagerung) und druckverteilender Sitzkissen (z. B. Schaumkissen);
- aktive Mobilisation aus dem Bett;
- Zur Verbesserung des Ernährungszustandes Verordnung hochkalorischer, eiweißreicher Zusatznahrung (Eiweißbedarf bei geriatrischen Patienten mit guter Nierenfunktion: 1,0–1,2 g Eiweiß pro kg Körpergewicht pro Tag), d. h. Herr Martin sollte etwa 60–70 g Eiweiß/Tag zu sich nehmen.

8.2 Fallbeispiel 2

Die 82-jährige Frau Schiller wird von ihrer Hausärztin bei einem Hausbesuch konsultiert. Ihre Nachbarin hatte sie in der Wohnung auf dem Boden liegend aufgefunden, nachdem sie auf einer feuchten Kompresse ausgerutscht war. Sie kauft für Frau Schiller ein und hat daher einen Schlüssel. Frau Schiller leidet seit Jahren unter „offenen Beinen".

Ein Pflegedienst kommt einmal täglich und verbindet die Beine mit Saugkompressen, darüber werden enge Binden angelegt, welche Frau Schiller aber nicht gut toleriert und oft abwickelt. Der Allgemeinzustand von Frau Schiller ist reduziert, sie kann alleine aufstehen, aber nur am Rollator ein paar Schritte in der Wohnung laufen.

Die Hausärztin ist erschrocken über die ausgeprägten Ulzerationen beider Beine (▸Abb. 8.2 und ▸8.3) und überweist Frau Schiller daher an ein spezialisiertes Wundzentrum.

Aufgabenstellung:

1. Um welche Art von Wunde handelt es sich hier?
2. Welche Wundheilungsphase liegt jeweils vor?
3. Wo sehen Sie bei der Patientin das Hauptproblem bei der Wundbehandlung?
4. Wie sieht Ihre weitere Therapieplanung und Pflegeplanung aus?

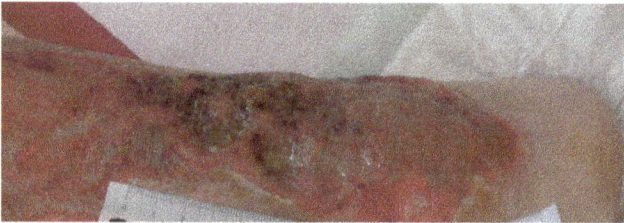

Abb. 8.2: Wunde am linken Unterschenkel an Behandlungstag 1.

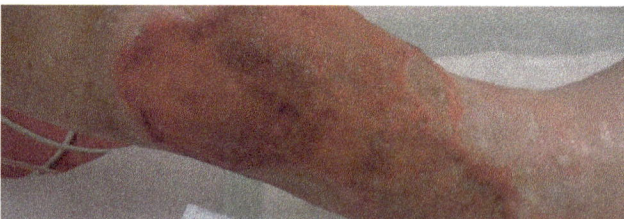

Abb. 8.3: Wunde am rechten Unterschenkel an Behandlungstag 1.

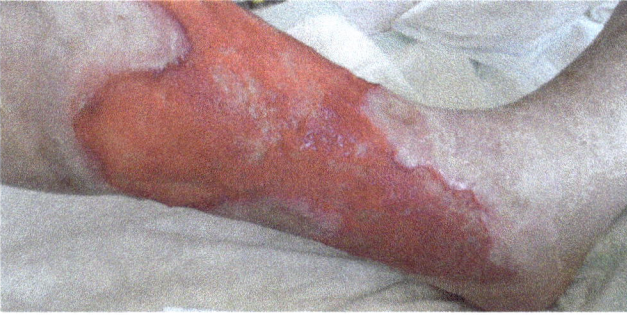

Abb. 8.4: Wunde am rechten Unterschenkel an Behandlungstag 8.

Lösungen

zu 1.   Vorliegen zirkulärer Ulcera cruris venosum an beiden Unterschenkeln.

zu 2.   Abbildung 8.2 und Abbildung 8.3: Die Wunde weist vor allem distal Wund-
areale auf, die sich in der Reinigungsphase befinden, zudem Inseln von Granulationsgewebe; Abbildung 8.4: Wunde befindet sich überwiegend in der
Granulationsphase.

zu 3.   Probleme bereitet die bisherige Wundversorgung aus alleiniger Auflage von
Saugkompressen, die oft gewechselt werden müssen, das Exsudatmanagement ist unbefriedigend und die Wunde mit Fibrin belegt, zudem werden
die Kompressionsverbände von der Patientin nicht gut toleriert.

zu 4.   Wundspülung anfangs mit Octenisept oder Polihexanidlösung, in der Granulationsphase mit Ringer- oder Kochsalzlösung fortzuführen. Mechanisches und/oder chirurgisches Debridement der Fibrinbeläge unter ausrei-
chender Analgesie. Gutes Exsudatmanagement erforderlich: Bei reichlicher
Sekretion und putridem Wundgeruch wäre Aktivkohle oder ggf. Alginat zu
empfehlen (Abb. 8.2 und 8.3); bei voranschreitender Wundheilung Um-
stellen auf einen Hydropolymerschaumverband mit Wechsel alle 2–5 Tage
(Abb. 8.4). Wundrandschutz mit Cavilon. Ödemreduktion erwirken, Wich-
tigkeit von Kompressionsverbänden mit den Patienten nochmals erörtern.

8.3 Fallbeispiel 3

Die 78-jährige, gepflegte und sich allein versorgende Frau Walter wird durch ihre
Hausärztin aufgrund einer trockenen Nekrose der linken Großzehe sowie eines Ulcus cruris am linken Spann in eine Chirurgische Klinik eingewiesen.

Anfangs zeigte sich nur eine kleine Läsion am Spann, die dann an Größe in
den letzten 14 Tagen zugenommen hatte. Der große Zeh war bereits seit einigen
Wochen verfärbt (aktuell dann schwarz) und trocken. Vor einer Woche begannen

auch der zweite und dritte Zeh, sich zu verfärben. Aus Angst vor einer Amputation wurde zunächst kein Arzt konsultiert. Frau Walter beklagt bei Aufnahme dumpfe, andauernde Schmerzen am linken Fuß, die beim Anziehen von Schuhen und Strümpfen Probleme bereiten, zudem Schmerzen vor allem in der rechten Wade nach ca. 100 Meter Gehstrecke, die nach einer kurzen Stehpause sistieren. Generell hat sie das Gefühl, dass auch die Beine taub sind. Ein normales Pflaster und frei verkäufliche Schmerzmittel erbrachten keine Besserung der Wunde und Linderung der Schmerzen. Frau Walter ist ganz unglücklich und kann nicht verstehen, wie aus so einer kleinen Wunde eine so komplizierte und schmerzhafte Angelegenheit werden kann. Sie möchte alles tun, damit sich ihr Fuß verbessert und sie wieder nach Hause kann, einer möglichen Amputation der Zehen würde sie aber nicht zustimmen.

Anamnestisch besteht ein Nikotinabusus von 30 packyears. Als Vorerkrankungen sind ein arterieller Hypertonus sowie ein mit oralen Antidiabetika eingestellter Diabetes mellitus Typ II bekannt. Frau Walter isst gerne, sie wiegt 84 kg bei einer Körpergröße von 168 cm.

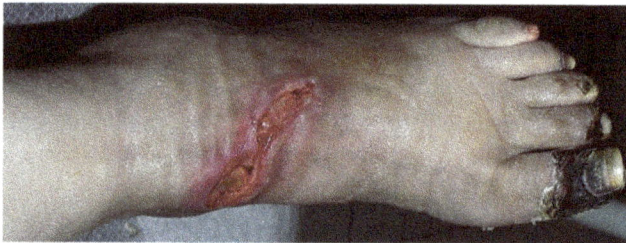

Abb. 8.5: Linker Fuß der Patientin vor Behandlungsbeginn.

Aufgabenstellung

1. Beschreiben Sie die Wunde!
2. Welche Wundheilungsphase liegt beim Ulcus vor?
3. Welche Verdachtsdiagnose stellen Sie?
4. Welche diagnostischen Maßnahmen veranlassen Sie vorrangig?
5. Wie würde Ihre lokale Wundbehandlung aussehen?
6. Welche ergänzenden therapeutischen und pflegerischen Maßnahmen empfehlen Sie?

Lösung

zu 1.   ca. 1 × 5 cm große, wenig fibrinbelegte Wunde am linken Spann, Wundränder scharf abgegrenzt, wenig mazeriert. Trockene Nekrosen an Dig. I, II–IV. Fußrücken ödematös geschwollen. Kein Hinweis auf eine Wundinfektion.

zu 2. Reinigungsphase.

zu 3. V. a. periphere arterielle Verschlusskrankheit.

zu 4. Diagnostik
  - Tasten der Fußpulse als Zeichen der Durchblutungssituation;
  - Bestimmung des Knöchel-Arm-Druck-Index KADI (Nachweis und Differenzierung einer CVI bzw. pAVK);
  - Dopplersonografie, ggf. Angiografie des linken Beines;
  - Röntgen des Fußes;
  - Laborabnahme (u. a. Blutbild, Entzündungszeichen, Blutzuckertagesprofil; HbA1c-Wert, ggf. Vitamin B12 und Folsäure bei V. a. Polyneuropathie).

zu 5. Tägliche Spülung mit Octenisept oder Polyhexanidlösung. Einlage eines Alginates in die Ulcuswunde, Sekundärverband mit einer Saugkompresse. Täglicher Wechsel. Bei guter Granulation, abnehmender Sekretion und verbesserter Durchblutung Versorgung mit einem Hydropolymerschaumverband möglich. Wundspülung mit Ringer- oder Kochsalzlösung fortführen und Verbandwechsel im Verlauf in größeren Abständen etwa alle 3 Tage. Nekrosen an den Zehen trocken verbinden, **nicht mit einem Hydrogel debridieren**!

zu 6. – Durchführung einer gefäßchirurgischen Intervention (PTA);
  - Zehenamputation/Entfernen der nekrotischen Endphalanx mit der Patientin nochmals erörtern;
  - Beinödem: Kausaltherapie, z. B. Behandlung einer vorliegenden Herzinsuffizienz, ggf. Flüssigkeitsrestriktion, Diuretikagabe, Lymphdrainage;
  - zu regelmäßiger Fuß- und Schuhinspektion anhalten;
  - regelmäßige Nagel- und Fußpflege durchführen lassen;
  - Verordnung orthopädischer Maßschuhe;
  - Ernährungsberatung; langsame Gewichtsreduktion;
  - Blutzucker-Einstellung mit Zielwert des HbA1c zwischen 6,5–7,5 %; weitere Wundversorgung durch einen ambulanten Pflegedienst (Wundmanager) regeln.

8.4 Fallbeispiel 4

Herr Peter, 68 Jahre, wird von seinem Hausarzt in Ihre diabetologische Praxis überwiesen. Seit dem Tod seiner Ehefrau vor sechs Monaten ist er verwahrlost und wirkt depressiv.

In der Anamnese des Hausarztes lesen Sie: Leberzirrhose infolge langjährigem Alkoholabusus, langjähriger Diabetes mellitus, insulinpflichtig, sehr schwankende Werte bis 500 mg/dl. Beim Besuch in Ihrer Praxis trägt Herr Peter alte Badelatschen.

Bei der klinischen Untersuchung der Füße sehen Sie folgende Befunde:

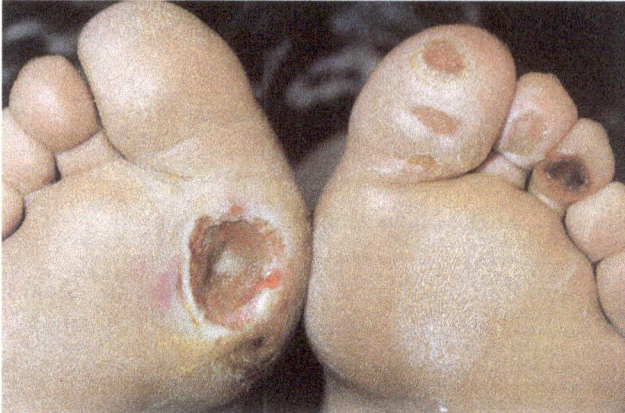

Abb. 8.6: Wunden an den Fußsohlen des Patienten.

Aufgabenstellung

1. Beschreiben Sie die Wunden
2. Welches Krankheitsbild diagnostizieren Sie?
3. Welche therapeutischen und pflegerischen Maßnahmen veranlassen Sie?

Lösungen

zu 1. ca. 2 × 3 cm großes Druckulcus an der rechten Fußsohle, ca. 0,7 cm tief; Wundränder mazeriert, mit einzelnen Verhornungen in der direkten Wundumgebung. Einzelner Fibrinbelag im Zentrum der Wunde. Ferner kleinere Druckstellen Dig. I, II, III des linken Fußes bei deformierten Zehen.

zu 2. Diabetisches Fußsyndrom infolge diabetischer Mikroangiopathie.

zu 3. – mechanisches und chirurgisches Debridement zum Entfernen der Fibrinbeläge. Anfrischen der Wundränder. Abtragungen der Verhornungen. Wundrandschutz mit Cavilon. Rechte Fußsohle: Hydropolymerschaumverband, der sich in die Wunde ausdehnt und zudem polstert. Linker Fuß: Hydropolymerschaumverband oder Hydrokolloid. Die Wundauflagen ggf. mit einer elastischen Mullbinde und einem Schlauchmullverband fixieren.
– Informations- und Beratungsgespräch bezüglich der Notwendigkeit einer strengen Blutzuckereinstellung und Alkoholabstinenz;
– Empfehlung zur Selbstinspektion der Füße sowie Empfehlung einer Fußpflege;
– Verordnung eines Verbandschuhs.
– gefäßchirurgische Intervention nach vorheriger Diagnostik zu prüfen

Register